Comment renforcer naturellement le système immunitaire

Le guide ultime pour prévenir et traiter les maladies courantes

DR. J.K. EVANS

Ce livre est une œuvre de non-fiction. Les noms, personnages, lieux et incidents sont le produit de l'imagination de l'auteur ou sont utilisés de manière fictive. Toute ressemblance avec des événements, des lieux ou des personnes réels, vivants ou morts, est entièrement fortuite.

Table des matières

Introduction

Qu'est-ce que le système immunitaire et pourquoi est-il important ?

Le système immunitaire est un réseau complexe de cellules, de tissus, d'organes et de molécules qui protège l'organisme des envahisseurs nuisibles, tels que les bactéries, les virus, les parasites et les toxines. Le système immunitaire est essentiel à notre survie, car il nous aide à combattre les infections et les maladies, et à maintenir notre santé et notre bien-être en général.

Il existe deux principaux types de systèmes immunitaires dans notre corps : le système immunitaire inné et le système immunitaire adaptatif. Le système immunitaire inné constitue la première ligne de défense et réagit rapidement et largement à toute substance ou organisme étranger. Le système immunitaire inné comprend des barrières physiques (telles que la peau et les muqueuses), des barrières chimiques (telles que la salive et l'acide gastrique) et des composants cellulaires (tels que les cellules tueuses naturelles et les macrophages).

Le système immunitaire adaptatif constitue la deuxième ligne de défense et répond plus lentement et plus spécifiquement à un antigène particulier. Le système immunitaire adaptatif implique la production d'anticorps et de cellules mémoire, capables de reconnaître et d'éliminer le même antigène à l'avenir.

Le système immunitaire est important car il nous aide à prévenir et à nous rétablir des infections et des maladies, qui autrement peuvent causer de graves dommages, voire la mort. Le système immunitaire joue également un rôle dans d'autres aspects de notre santé, tels que la cicatrisation des plaies, l'inflammation, les allergies, l'auto-immunité et le cancer. Un système immunitaire sain peut équilibrer les réponses immunitaires et éviter les réactions excessives ou inappropriées susceptibles d'endommager les propres tissus de l'organisme. Il est donc essentiel de prendre soin de notre système immunitaire et de favoriser son fonctionnement optimal.

Quels composants influencent le système immunitaire ?

Le système immunitaire est influencé par de nombreux facteurs, tant internes qu'externes, qui peuvent améliorer ou altérer son fonctionnement. Certains des facteurs qui affectent le système immunitaire sont :

Âge: Le système immunitaire évolue avec l'âge et a tendance à décliner à mesure que nous vieillissons. Cela nous rend plus vulnérables aux infections et aux maladies, et réduit également l'efficacité des vaccins et des médicaments. Cependant, certains aspects du système immunitaire, comme les cellules mémoire et les anticorps, peuvent s'améliorer avec l'âge et l'expérience.
La génétique: Le système immunitaire est en partie hérité de nos parents et il varie selon les individus et les populations. Certaines personnes présentent des mutations ou des variations génétiques qui les rendent plus ou moins sujettes à certains troubles immunitaires,

comme les allergies, les maladies auto-immunes ou les immunodéficiences.

Stresser: Le stress peut avoir des effets à la fois positifs et négatifs sur le système immunitaire, selon le type, la durée et l'intensité du facteur de stress. Le stress à court terme peut renforcer le système immunitaire en activant la réaction de combat ou de fuite, ce qui augmente la production d'adrénaline et de cortisol. Cependant, le stress chronique ou à long terme peut affaiblir le système immunitaire en réduisant le nombre et l'activité des cellules immunitaires et en augmentant le risque d'inflammation et d'infection.

Dormir: Le sommeil est essentiel pour le système immunitaire, car il contribue à réguler le rythme circadien, qui affecte la production et la libération de cellules et de molécules immunitaires. Le manque de sommeil ou un sommeil de mauvaise qualité peuvent altérer le système immunitaire en réduisant le nombre et la fonction des cellules tueuses naturelles, des lymphocytes T et des lymphocytes B, et en augmentant les niveaux de cytokines pro-inflammatoires. Cela peut nous rendre plus vulnérables aux infections et aux maladies, et également affecter la réponse aux vaccins et aux traitements .

Exercice: L'exercice peut avoir des effets à la fois positifs et négatifs sur le système immunitaire, selon la fréquence, l'intensité et la durée de l'activité physique. Un exercice modéré peut renforcer le système immunitaire en augmentant la circulation des cellules immunitaires, en améliorant le système lymphatique et en réduisant le stress et l'inflammation. Cependant, un exercice excessif ou intense peut affaiblir le système immunitaire en provoquant des lésions tissulaires, en augmentant les niveaux de cortisol et en épuisant l'énergie et les nutriments .

Régime: L'alimentation peut avoir un impact significatif sur le système immunitaire, car elle fournit les nutriments et l'énergie dont les cellules immunitaires ont besoin pour fonctionner correctement. Une alimentation équilibrée comprenant une variété de fruits, de légumes, de grains entiers, de protéines maigres, de graisses saines et de probiotiques peut renforcer le système immunitaire en fournissant des antioxydants, des vitamines, des minéraux et d'autres composés phytochimiques qui peuvent moduler les réponses immunitaires et protéger contre le stress oxydatif. et les inflammations. Cependant, une mauvaise alimentation riche en aliments transformés, en sucres raffinés, en graisses saturées et en alcool peut altérer le système immunitaire en provoquant des carences nutritionnelles, une dysbiose, une obésité et des troubles métaboliques.

Environnement : L'environnement peut également affecter le système immunitaire, car il nous expose à divers facteurs qui peuvent stimuler ou défier le système immunitaire. Certains des facteurs environnementaux qui affectent le système immunitaire sont :

Température: La température peut influencer le système immunitaire en affectant l'activité et la survie des cellules immunitaires et des agents pathogènes. Les températures froides peuvent réduire le flux sanguin et la production de mucus, ce qui peut altérer le système immunitaire inné et augmenter le risque d'infections respiratoires. Cependant, les températures froides peuvent également stimuler le système immunitaire adaptatif en améliorant la production d'anticorps et de cellules mémoire. Les températures chaudes peuvent augmenter le flux sanguin et la transpiration, ce qui peut aider à éliminer les toxines et les agents pathogènes. Cependant, les températures chaudes peuvent également provoquer une déshydratation, un stress thermique et une inflammation, qui peuvent affaiblir le système immunitaire.

Lumière du soleil: La lumière du soleil peut affecter le système immunitaire en fournissant des rayons ultraviolets (UV) et de la vitamine D. Les rayons UV peuvent avoir des effets à la fois positifs et négatifs sur le système immunitaire, selon la dose et la durée de l'exposition.

De faibles doses de rayonnement UV peuvent stimuler le système immunitaire en augmentant la production de cellules tueuses naturelles, de lymphocytes T et de cytokines. Cependant, des doses élevées de rayonnement UV peuvent affaiblir le système immunitaire en endommageant l'ADN et en provoquant le cancer de la peau. La vitamine D peut également moduler le système immunitaire en régulant la différenciation et le fonctionnement des cellules immunitaires et en renforçant l'activité antimicrobienne des macrophages et des cellules épithéliales.

Pollution: La pollution peut affecter le système immunitaire en introduisant divers produits chimiques et particules pouvant déclencher ou aggraver des réactions immunitaires. La pollution de l'air, de l'eau, des sols et la pollution sonore peuvent altérer le système immunitaire en provoquant un stress oxydatif, une inflammation, des allergies, de l'asthme et des maladies auto-immunes. La pollution peut également augmenter l'exposition et la sensibilité aux agents infectieux, tels que les bactéries, les virus et les champignons.

Quels sont les avantages d'avoir un système immunitaire fort ?

Avoir un système immunitaire fort est bénéfique pour de nombreuses raisons, telles que :

Il aide à prévenir et à combattre les infections et les maladies, qui peuvent autrement entraîner de graves complications, voire la mort. Un système immunitaire fort peut reconnaître et éliminer les envahisseurs nuisibles, tels que les bactéries, les virus, les parasites et les toxines, avant qu'ils ne puissent causer des dommages aux tissus et aux organes du corps. Un système immunitaire fort peut également réduire la gravité et la durée des symptômes et accélérer le processus de guérison.

Il aide à maintenir l'équilibre et l'harmonie des systèmes et fonctions du corps, qui pourraient autrement être perturbés par des troubles immunitaires. Un système immunitaire fort peut réguler les réponses immunitaires et éviter les réactions excessives ou inappropriées susceptibles de nuire aux cellules et aux tissus de l'organisme. Un système immunitaire fort peut également prévenir ou traiter les troubles immunitaires, tels que les allergies, l'asthme, les maladies auto-immunes et les immunodéficiences, qui peuvent affecter la qualité de vie et le bien-être des personnes touchées.

Il contribue à soutenir la santé et le bien-être général du corps et de l'esprit, qui pourraient autrement être compromis par des défis immunitaires. Un système immunitaire fort peut protéger contre le stress oxydatif et l'inflammation, qui peuvent contribuer au vieillissement et aux maladies chroniques. Un système immunitaire fort peut également améliorer l'humeur et la cognition, qui peuvent être affectées par des facteurs immunitaires tels que les cytokincs ct les neurotransmetteurs. Un système immunitaire fort peut également améliorer la réponse aux vaccins et aux médicaments, ce qui peut accroître l'efficacité et la sécurité des traitements.

Comment les remèdes naturels peuvent-Ils alder à renforcer le système Immunitalre ?

Les remèdes naturels sont des substances ou des pratiques dérivées de la nature et possédant des propriétés curatives ou préventives.

Les remèdes naturels peuvent aider à renforcer le système immunitaire en fournissant des nutriments, des antioxydants, des agents anti-inflammatoires, des agents antimicrobiens et des agents immunomodulateurs qui peuvent améliorer la fonction et l'équilibre des cellules et molécules immunitaires. Voici quelques exemples de remèdes naturels qui peuvent aider à renforcer le système immunitaire :

Chéri: Le miel est un liquide sucré produit par les abeilles à partir du nectar des fleurs. Le miel possède des propriétés antibactériennes, antivirales, antifongiques et anti-inflammatoires qui peuvent aider à combattre les infections et à réduire l'inflammation. Le miel contient également des enzymes, des vitamines, des minéraux et des composés phytochimiques qui peuvent soutenir le système immunitaire. Le miel peut être consommé cru ou ajouté au thé, à l'eau ou à d'autres boissons. Cependant, le miel ne doit pas être donné aux enfants de moins d'un an, car il peut contenir des spores d'une bactérie pouvant provoquer le botulisme, une maladie grave qui affecte le système nerveux.

Ail: L'ail est une plante bulbeuse qui appartient à la famille des oignons. L'ail possède des propriétés antimicrobiennes, antivirales, antifongiques et anti-inflammatoires qui peuvent aider à prévenir et à traiter les infections et les maladies.

L'ail contient également de l'allicine, un composé qui peut stimuler le système immunitaire en augmentant l'activité des cellules tueuses naturelles, des macrophages et des lymphocytes. L'ail peut être consommé cru ou cuit, ou pris en complément. Cependant, l'ail peut interagir avec certains médicaments, tels que les anticoagulants, et provoquer des saignements ou des ecchymoses. L'ail peut également provoquer une mauvaise haleine, une indigestion ou des réactions allergiques chez certaines personnes.

Gingembre: Le gingembre est un rhizome ou une racine largement utilisée comme épice et comme médicament. Le gingembre possède des propriétés anti-inflammatoires, antivirales, antifongiques et antioxydantes qui peuvent aider à réduire l'inflammation, à combattre les infections et à protéger contre le stress oxydatif. Le gingembre contient également des gingérols, des shogaols et des paradols, des composés qui peuvent moduler le système immunitaire en régulant la production et la libération de cytokines, de chimiokines et d'immunoglobulines. Le gingembre peut être consommé frais, séché, en poudre ou sous forme de thé, de jus ou d'huile. Cependant, le gingembre peut provoquer des brûlures d'estomac, des nausées ou de la diarrhée chez certaines personnes, et peut interagir avec certains médicaments, tels que les anticoagulants, et augmenter le risque de saignement.

Curcuma: Le curcuma est une épice dérivée de la racine d'une plante appartenant à la famille du gingembre. Le curcuma possède des propriétés anti-inflammatoires, antioxydantes, antivirales et antibactériennes qui peuvent aider à réduire l'inflammation, à combattre les infections et à protéger contre le stress oxydatif. Le curcuma contient également de la curcumine, un composé capable de moduler le système immunitaire en inhibant l'activation du facteur nucléaire kappa B (NF-κB), un facteur de transcription qui régule l'expression de gènes impliqués dans l'inflammation, l'immunité et la survie cellulaire. Le curcuma peut être ajouté aux aliments, aux boissons ou aux suppléments. Cependant, le curcuma peut provoquer des maux d'estomac, de la diarrhée ou des réactions allergiques chez certaines personnes, et peut interagir avec certains médicaments, tels que les anticoagulants, et rendre les saignements plus probables.

Échinacée: L'échinacée est une plante originaire d'Amérique du Nord et d'Europe. L'échinacée possède des propriétés immunostimulantes, anti-inflammatoires, antivirales et antibactériennes qui peuvent contribuer à renforcer le système immunitaire en augmentant le nombre et l'activité des cellules immunitaires, telles que les cellules tueuses naturelles, les macrophages et les lymphocytes.

L'échinacée peut également aider à prévenir et à traiter le rhume, la grippe et les infections respiratoires en réduisant la gravité et la durée des symptômes. L'échinacée peut être prise sous forme de thé, d'extrait ou de capsule. Cependant, l'échinacée peut provoquer des réactions allergiques, notamment chez les personnes allergiques aux plantes de la même famille, comme l'ambroisie, les chrysanthèmes, les soucis et les marguerites. L'échinacée peut également interagir avec certains médicaments, tels que les immunosuppresseurs, et réduire leur efficacité.

Chapitre 1 : Nutrition et immunité

Comment la nutrition influence-t-elle le système immunitaire ?

La nutrition est l'un des facteurs les plus importants qui influencent le système immunitaire, car elle fournit les nutriments et l'énergie dont les cellules immunitaires ont besoin pour fonctionner correctement. La nutrition peut affecter le système immunitaire de diverses manières, notamment :

Soutenir le développement et le maintien des cellules et molécules immunitaires : Le système immunitaire est constitué de différents types de cellules et de molécules, telles que des cellules tueuses naturelles, des macrophages, des lymphocytes, des anticorps, des cytokines et des protéines du complément, qui travaillent ensemble pour protéger l'organisme contre les maladies.

envahisseurs nuisibles. Ces cellules et molécules ont besoin de divers nutriments, tels que des protéines, des acides aminés, des acides gras, des vitamines, des minéraux et des antioxydants, pour synthétiser, se différencier, proliférer et s'activer. Une carence ou un excès de ces nutriments peut altérer le système immunitaire en réduisant le nombre et la fonction des cellules et molécules immunitaires et en augmentant le risque d'infections et de maladies.

Moduler les réponses et l'équilibre immunitaires : le système immunitaire peut produire différents types de réponses, telles qu'innées, adaptatives, humorales, cellulaires, inflammatoires et anti-inflammatoires, en fonction de la nature et de la gravité de la menace. Ces réponses doivent être équilibrées et régulées pour éviter des réactions excessives ou inappropriées susceptibles d'endommager les tissus et organes du corps. La nutrition peut moduler le système immunitaire en fournissant des nutriments, tels que des acides gras oméga-3, des probiotiques, des prébiotiques et des composés phytochimiques, qui peuvent influencer la production et la libération de cellules et de molécules immunitaires, et améliorer ou supprimer les réponses et l'équilibre immunitaires.

Protection contre le stress oxydatif et l'inflammation : Le stress oxydatif et l'inflammation sont des processus qui impliquent la génération et l'accumulation d'espèces réactives de l'oxygène (ROS) et de cytokines pro-inflammatoires, qui peuvent endommager les cellules et les tissus et contribuer au vieillissement et aux maladies chroniques. Le système immunitaire peut protéger contre le stress oxydatif et l'inflammation en produisant des antioxydants et des agents anti-inflammatoires, tels que le glutathion, la superoxyde dismutase, la catalase et l'interleukine-10, qui peuvent neutraliser ou réduire les ROS et les cytokines. La nutrition peut protéger contre le stress oxydatif et l'inflammation en fournissant des nutriments, tels que la vitamine C, la vitamine E, le sélénium, le zinc et les polyphénols, qui peuvent agir comme antioxydants et agents anti-inflammatoires, et soutenir le système immunitaire dans la lutte contre le stress oxydatif et l'inflammation. .

Quels sont les nutriments essentiels à la santé immunitaire ?

Le système immunitaire est un réseau complexe de cellules, de tissus, d'organes et de molécules qui protège l'organisme des envahisseurs nuisibles, tels que les bactéries, les virus, les parasites et les toxines.

Le système immunitaire est essentiel à notre survie, car il nous aide à combattre les infections et les maladies, et à maintenir notre santé et notre bien-être en général.

Pour fonctionner correctement, le système immunitaire a besoin de divers nutriments et d'énergie pouvant être obtenus à partir d'aliments, de boissons ou de suppléments. Certains des nutriments essentiels à la santé immunitaire sont :

Protéine: Les protéines sont l'élément constitutif des cellules et molécules immunitaires, telles que les anticorps, les cytokines et les protéines du complément. Les protéines aident également à réparer les tissus et organes endommagés après une infection ou une blessure. Les protéines peuvent être obtenues à partir de sources animales, comme la viande, les œufs, les produits laitiers et le poisson, ou de sources végétales, comme les haricots, les noix, les graines et le soja. Pour les adultes, l'apport quotidien suggéré (AJR) de protéines est de 0,8 gramme par kilogramme de poids corporel.

Acides aminés: Les acides aminés sont des composants des protéines et certains d'entre eux jouent un rôle spécifique dans le système immunitaire. Par exemple, la glutamine est une source de carburant pour les cellules immunitaires, notamment les lymphocytes et les macrophages. L'arginine est impliquée dans la production d'oxyde nitrique, qui a des effets antimicrobiens et anti-inflammatoires. La cystéine est un précurseur du glutathion, un puissant antioxydant qui protège les cellules immunitaires du stress oxydatif. Les acides aminés peuvent être obtenus à partir d'aliments riches en protéines ou de suppléments tels que la L-glutamine, la L-arginine et la N-acétylcystéine (NAC).

Acides gras : Les acides gras sont des composants des graisses et certains d'entre eux ont des fonctions importantes dans le système immunitaire. Par exemple, les acides gras oméga-3, tels que l'acide eicosapentaénoïque (EPA) et l'acide docosahexaénoïque (DHA), peuvent moduler le système immunitaire en réduisant la production de cytokines pro-inflammatoires et en améliorant l'activité des cellules tueuses naturelles et des macrophages. Les acides gras oméga-6, tels que l'acide arachidonique (AA) et l'acide gamma-linolénique (GLA), peuvent également moduler le système immunitaire en régulant l'équilibre entre les réponses pro-inflammatoires et anti-inflammatoires.

Les acides gras peuvent être obtenus à partir d'aliments tels que le poisson, les graines de lin, les noix et les huiles végétales, ou à partir de suppléments tels que l'huile de poisson, l'huile de lin et l'huile d'onagre.

Vitamines: Les vitamines sont des composés organiques essentiels au fonctionnement normal du système immunitaire. Certaines des vitamines importantes pour la santé immunitaire sont :

Vitamine A : La vitamine A est impliquée dans le développement et le maintien des barrières muqueuses, telles que la peau et les voies respiratoires, gastro-intestinales et génito-urinaires, qui constituent la première ligne de défense contre les agents pathogènes. La vitamine A régule également la différenciation et le fonctionnement des cellules immunitaires, telles que les cellulcs tucuses naturelles, les macrophages et les lymphocytes. La vitamine A peut être obtenue à partir de sources animales, comme le foie, les œufs, les produits laitiers et le poisson, ou de sources végétales, comme les carottes, les patates douces, les épinards et les mangues. L'AJR en vitamine A est de 900 microgrammes pour les hommes et de 700 microgrammes pour les femmes par jour.

Vitamine C: La vitamine C est un puissant antioxydant qui peut protéger les cellules immunitaires du stress oxydatif et améliorer leur activité. La vitamine C stimule également la production et le fonctionnement des cellules et molécules immunitaires, telles que les cellules tueuses naturelles, les macrophages, les lymphocytes, les anticorps et les cytokines. La vitamine C peut également aider à prévenir et à traiter les infections et les maladies, telles que le rhume, la grippe et la pneumonie, en réduisant la gravité et la durée des symptômes. La vitamine C peut être obtenue à partir de fruits et légumes, comme les agrumes, les baies, le kiwi, le brocoli et les poivrons. L'AJR en vitamine C est de 90 milligrammes pour les hommes et de 75 milligrammes pour les femmes par jour.

Vitamine D: La vitamine D est une hormone capable de moduler le système immunitaire en régulant l'expression de gènes impliqués dans l'immunité, l'inflammation et la survie cellulaire. La vitamine D renforce également l'activité antimicrobienne des macrophages et des cellules épithéliales et inhibe la prolifération et l'activation des cellules immunitaires, telles que les lymphocytes T et les lymphocytes B. La vitamine D peut également aider à prévenir et à traiter les troubles immunitaires, tels que les maladies auto-immunes, les allergies et l'asthme, en maintenant la tolérance et l'équilibre immunitaires. La vitamine D peut être obtenue par l'exposition au soleil, par des aliments tels que les poissons gras, les jaunes d'œufs, les champignons et les aliments enrichis, ou par des suppléments. L'AJR en vitamine D est de 15 microgrammes pour les adultes de moins de 70 ans et de 20 microgrammes pour les adultes de plus de 70 ans par jour.

Vitamine E : La vitamine E est un autre antioxydant qui peut protéger les cellules immunitaires du stress oxydatif et améliorer leur fonction. La vitamine E module également le système immunitaire en influençant la production et la libération de cytokines, de chimiokines et d'immunoglobulines. La vitamine E peut également aider à prévenir et à traiter les infections et les maladies, telles que l'herpès, l'hépatite et le VIH, en inhibant la réplication et l'entrée des virus. La vitamine E peut être obtenue à partir d'aliments tels que les noix, les graines, les huiles végétales et le germe de blé. L'AJR en vitamine E est de 15 milligrammes pour les adultes par jour.

Vitamine B6 : La vitamine B6 est impliquée dans le métabolisme des acides aminés, qui sont les composants des protéines et des cellules et molécules immunitaires. La vitamine B6 soutient également la production et le fonctionnement des cellules et molécules immunitaires, telles que les cellules tueuses naturelles, les macrophages, les lymphocytes, les anticorps et les cytokines. La vitamine B6 peut également aider à prévenir et à traiter les infections et les maladies, telles que la tuberculose, le paludisme et le VIH, en améliorant les réponses et l'équilibre immunitaires. La vitamine B6 peut être obtenue à partir d'aliments tels que la viande, la volaille, le poisson, les œufs, les produits laitiers et les bananes. L'AJR en vitamine B6 est de 1,3 milligrammes pour les adultes de moins de 50 ans et de 1,7 milligrammes pour les hommes et de 1,5 milligrammes pour les femmes de plus de 50 ans par jour.

Vitamine B12 : La vitamine B12 est impliquée dans la synthèse de l'ADN et de l'ARN, qui constituent le matériel génétique des cellules et molécules immunitaires. La vitamine B12 soutient également la production et le fonctionnement des cellules et molécules immunitaires, telles que les cellules tueuses naturelles, les macrophages, les lymphocytes, les anticorps et les cytokines. La vitamine B12 peut également aider à prévenir et à traiter les infections et les maladies, telles que l'anémie, l'anémie pernicieuse et le VIH, en maintenant la fonction des globules rouges et des nerfs. La vitamine B12 peut être obtenue à partir de sources animales, comme la viande, les œufs, les produits laitiers et le poisson, ou à partir de suppléments. L'AJR en vitamine B12 est de 2,4 microgrammes pour les adultes par jour.

Minéraux: Les minéraux sont des éléments inorganiques essentiels au fonctionnement normal du système immunitaire. Certains des minéraux importants pour la santé immunitaire sont :

Zinc: Le zinc est un cofacteur pour de nombreuses enzymes impliquées dans le système immunitaire, telles que la superoxyde dismutase, la catalase et la glutathion peroxydase, qui sont des antioxydants qui protègent les cellules immunitaires du stress oxydatif. Le zinc soutient également la production et le fonctionnement des cellules et molécules immunitaires, telles que les cellules tueuses naturelles, les macrophages, les lymphocytes, les anticorps et les cytokines. Le zinc peut également aider à prévenir et à traiter les infections et les maladies, telles que le rhume, la grippe, la diarrhée et la pneumonie, en améliorant les réponses et l'équilibre immunitaires. Le zinc peut être obtenu à partir d'aliments tels que la viande, les fruits de mer, les noix, les graines et les grains entiers, ou à partir de suppléments. L'AJR en zinc est de 11 milligrammes pour les hommes et de 8 milligrammes pour les femmes par jour.

Sélénium: Le sélénium est un autre cofacteur de nombreuses enzymes impliquées dans le système immunitaire, telles que la glutathion peroxydase, la thiorédoxine réductase et la sélénoprotéine P, qui sont des antioxydants qui protègent les cellules immunitaires du stress oxydatif. Le sélénium module également le système immunitaire en influençant la production et la libération de cytokines, de chimiokines et d'immunoglobulines. Le sélénium peut également aider à prévenir et à traiter les infections et les maladies, telles que les infections virales, l'hépatite et le VIH, en inhibant la réplication et l'entrée des virus. Le sélénium peut être obtenu à partir d'aliments tels que les noix du Brésil, le poisson, la viande, les œufs et les champignons, ou à partir de suppléments. Les adultes devraient consommer 55 microgrammes de sélénium par jour.

Fer: Le fer est un composant de l'hémoglobine, qui est une protéine qui transporte l'oxygène vers les cellules et les tissus immunitaires. Le fer soutient également la production et le fonctionnement des cellules et molécules immunitaires, telles que les cellules tueuses naturelles, les macrophages, les lymphocytes, les anticorps et les cytokines. Le fer peut également aider à prévenir et à traiter les infections et les maladies, telles que l'anémie, le paludisme et la tuberculose, en améliorant les réponses et l'équilibre immunitaires. Le fer peut être obtenu à partir d'aliments tels que la viande, la volaille, le poisson, les œufs, les haricots et les épinards, ou à partir de suppléments.

L'AJR en fer est de 8 milligrammes pour les hommes et de 18 milligrammes pour les femmes par jour.

Cuivre: Le cuivre est un autre composant de nombreuses enzymes impliquées dans le système immunitaire, telles que la superoxyde dismutase, la céruloplasmine et la lysyl oxydase, qui sont des antioxydants qui protègent les cellules immunitaires du stress oxydatif. Le cuivre soutient également la production et le fonctionnement des cellules et molécules immunitaires, telles que les cellules tueuses naturelles, les macrophages, les lymphocytes, les anticorps et les cytokines.

Quels sont les meilleurs aliments à manger pour booster le système immunitaire ?

Certains des meilleurs aliments à manger pour renforcer le système immunitaire sont :

Les agrumes: Les agrumes, comme les oranges, les pamplemousses, les citrons et les limes, sont riches en vitamine C, un puissant antioxydant qui peut protéger les cellules immunitaires du stress oxydatif et améliorer leur activité.

La vitamine C stimule également la production et le fonctionnement des cellules et molécules immunitaires, telles que les cellules tueuses naturelles, les macrophages, les lymphocytes, les anticorps et les cytokines. La vitamine C peut également aider à prévenir et à traiter les infections et les maladies, telles que le rhume, la grippe et la pneumonie, en réduisant la gravité et la durée des symptômes. Les agrumes peuvent être consommés frais, en jus ou ajoutés aux salades, smoothies ou desserts.

Baies: Les baies, comme les myrtilles, les fraises, les framboises et les canneberges, sont également riches en vitamine C, ainsi qu'en d'autres antioxydants, comme les anthocyanes, les flavonoïdes et les acides phénoliques, qui peuvent protéger les cellules immunitaires du stress oxydatif et améliorer leur fonction. . Les baies contiennent également des composés phytochimiques, tels que l'acide ellagique, le resvératrol et la quercétine, qui peuvent moduler le système immunitaire en influençant la production et la libération de cytokines, de chimiokines et d'immunoglobulines. Les baies peuvent également aider à prévenir et à traiter les infections et les maladies, telles que les infections des voies urinaires, en inhibant l'adhésion et la croissance des bactéries. Les baies peuvent être consommées fraîches, congelées, séchées ou ajoutées au yaourt, aux flocons d'avoine ou aux pâtisseries.

Yaourt: Le yaourt est un produit laitier fermenté qui contient des probiotiques, qui sont des bactéries bénéfiques qui peuvent coloniser l'intestin et soutenir le système immunitaire. Les probiotiques peuvent moduler le système immunitaire en améliorant l'activité des cellules tueuses naturelles, des macrophages et des lymphocytes, et en produisant des substances antimicrobiennes telles que l'acide lactique, le peroxyde d'hydrogène et les bactériocines. Les probiotiques peuvent également aider à prévenir et à traiter les infections et les maladies, telles que la diarrhée, le syndrome du côlon irritable et les maladies inflammatoires de l'intestin, en maintenant la barrière et l'équilibre intestinaux. Le yaourt peut être consommé nature, aromatisé ou mélangé avec des fruits, des noix, des graines ou du granola.

Ail: L'ail est une plante bulbeuse qui appartient à la famille des oignons. L'ail possède des propriétés antimicrobiennes, antivirales, antifongiques et anti-inflammatoires qui peuvent aider à prévenir et à traiter les infections et les maladies. L'ail contient également de l'allicine, un composé qui peut stimuler le système immunitaire en augmentant l'activité des cellules tueuses naturelles, des macrophages et des lymphocytes. L'ail peut être consommé cru ou cuit, ou pris en complément.

Cependant, l'ail peut interagir avec certains médicaments, tels que les anticoagulants, et provoquer des saignements ou des ecchymoses. L'ail peut également provoquer une mauvaise haleine, une indigestion ou des réactions allergiques chez certaines personnes.

Gingembre: Le gingembre est un rhizome ou une racine largement utilisée comme épice et comme médicament. Le gingembre possède des propriétés anti-inflammatoires, antivirales, antifongiques et antioxydantes qui peuvent aider à réduire l'inflammation, à combattre les infections et à protéger contre le stress oxydatif. Le gingembre contient également des gingérols, des shogaols et des paradols, des composés qui peuvent moduler le système immunitaire en régulant la production et la libération de cytokines, de chimiokines et d'immunoglobulines. Le gingembre peut être consommé frais, séché, en poudre ou sous forme de thé, de jus ou d'huile. Cependant, le gingembre peut provoquer des brûlures d'estomac, des nausées ou de la diarrhée chez certaines personnes et peut interagir avec certains médicaments, tels que les anticoagulants, et augmenter le risque de saignement.

Quels sont les aliments à éviter ou à limiter pour prévenir l'immunodépression ?

Certains des aliments à éviter ou à limiter pour prévenir la suppression immunitaire sont :

Les aliments transformés: Les aliments transformés sont des aliments qui ont été modifiés par rapport à leur état naturel et contiennent généralement des additifs, des conservateurs, des colorants artificiels, des arômes et des édulcorants. Les aliments transformés peuvent altérer le système immunitaire en provoquant des carences nutritionnelles, une dysbiose, une obésité et des troubles métaboliques. Les aliments transformés peuvent également augmenter la production de cytokines pro-inflammatoires et réduire l'activité des cellules tueuses naturelles et des macrophages. Les aliments transformés comprennent les fast-foods, la malbouffe, les aliments en conserve, les aliments surgelés et les plats préparés.

Sucres raffinés : Les sucres raffinés sont des sucres extraits et purifiés à partir de leurs sources naturelles, comme la canne à sucre, la betterave ou le maïs. Les sucres raffinés peuvent altérer le système immunitaire en provoquant des carences nutritionnelles, une dysbiose, une obésité et des troubles métaboliques. Les sucres raffinés peuvent également augmenter la production de cytokines pro-inflammatoires et réduire l'activité des cellules tueuses naturelles et des lymphocytes.

Les sucres raffinés comprennent le sucre de table, le sirop de maïs à haute teneur en fructose, le glucose, le fructose et le saccharose.

Graisses saturées: Les graisses saturées sont des graisses solides à température ambiante et proviennent généralement de sources animales, comme la viande, les produits laitiers et les œufs. Les graisses saturées peuvent altérer le système immunitaire en provoquant des carences nutritionnelles, une dysbiose, une obésité et des troubles métaboliques. Les graisses saturées peuvent également augmenter la production de cytokines pro-inflammatoires et réduire l'activité des cellules tueuses naturelles et des macrophages. Les graisses saturées comprennent le beurre, le fromage, la crème, le saindoux et le bacon.

Alcool: L'alcool est une substance psychoactive qui peut affecter le cerveau et le système nerveux. L'alcool peut altérer le système immunitaire en provoquant des carences nutritionnelles, une dysbiose, une déshydratation et des lésions hépatiques. L'alcool peut également augmenter la production de cytokines pro-inflammatoires et réduire l'activité des cellules tueuses naturelles, des macrophages et des lymphocytes. L'alcool peut également augmenter l'exposition et la sensibilité aux agents infectieux, tels que les bactéries, les virus et les champignons. L'alcool comprend la bière, le vin, les boissons alcoolisées et les spiritueux.

Chapitre 2 : Herbes et suppléments pour l'immunité

Comment les herbes et les suppléments soutiennent-ils le système immunitaire ?

Les herbes et les suppléments sont des substances ou des produits dérivés de plantes, d'animaux, de minéraux ou de sources synthétiques et qui ont des propriétés médicinales ou bénéfiques pour la santé. Les herbes et les suppléments peuvent soutenir le système immunitaire en fournissant des nutriments, des antioxydants, des agents anti-inflammatoires, des agents antimicrobiens et des agents immunomodulateurs qui peuvent améliorer la fonction et l'équilibre des cellules et molécules immunitaires. Voici quelques exemples d'herbes et de suppléments qui peuvent soutenir le système immunitaire :

Échinacée: L'échinacée est une plante originaire d'Amérique du Nord et d'Europe.

L'échinacée possède des propriétés immunostimulantes, anti-inflammatoires, antivirales et antibactériennes qui peuvent contribuer à renforcer le système immunitaire en augmentant le nombre et l'activité des cellules immunitaires, telles que les cellules tueuses naturelles, les macrophages et les lymphocytes. L'échinacée peut également aider à prévenir et à traiter le rhume, la grippe et les infections respiratoires en réduisant la gravité et la durée des symptômes. L'échinacée peut être prise sous forme de thé, d'extrait ou de capsule. Cependant, l'échinacée peut provoquer des réactions allergiques, notamment chez les personnes allergiques aux plantes de la même famille, comme l'ambroisie, les chrysanthèmes, les soucis et les marguerites. L'échinacée peut également interagir avec certains médicaments, tels que les immunosuppresseurs, et réduire leur efficacité.

Ginseng: Le ginseng est une racine largement utilisée comme tonique et adaptogène. Le ginseng possède des propriétés immunomodulatrices, anti-inflammatoires, antioxydantes et antivirales qui peuvent aider à moduler le système immunitaire en régulant la production et la libération de cytokines, de chimiokines et d'immunoglobulines. Le ginseng peut également aider à prévenir et à traiter les infections et les maladies, telles que l'herpès, l'hépatite et le VIH, en inhibant la réplication et l'entrée des virus. Le ginseng peut être consommé sous forme de thé, de poudre ou de capsule. Cependant, le ginseng peut provoquer des effets secondaires, tels que de l'insomnie, des maux de tête, des nausées ou de la diarrhée, et peut interagir avec certains médicaments, tels que les anticoagulants, et augmenter le risque de saignement.

Curcuma : Le curcuma est une épice dérivée de la racine d'une plante appartenant à la famille du gingembre. Le curcuma possède des propriétés anti-inflammatoires, antioxydantes, antivirales et antibactériennes qui peuvent aider à réduire l'inflammation, à combattre les infections et à protéger contre le stress oxydatif. Le curcuma contient également de la curcumine, un composé capable de moduler le système immunitaire en inhibant l'activation du facteur nucléaire kappa B (NF-κB), un facteur de transcription qui régule l'expression de gènes impliqués dans l'inflammation, l'immunité et la survie cellulaire. Le curcuma peut être ajouté aux aliments, aux boissons ou aux suppléments. Cependant, le curcuma peut provoquer des maux d'estomac, de la diarrhée ou des réactions allergiques chez certaines personnes, et peut interagir avec certains médicaments, tels que les anticoagulants, et augmenter le risque de saignement.

Vitamine C: La vitamine C est un puissant antioxydant qui peut protéger les cellules immunitaires du stress oxydatif et améliorer leur activité. La vitamine C stimule également la production et le fonctionnement des cellules et molécules immunitaires, telles que les cellules tueuses naturelles, les macrophages, les lymphocytes, les anticorps et les cytokines. La vitamine C peut également aider à prévenir et à traiter les infections et les maladies, telles que le rhume, la grippe et la pneumonie, en réduisant la gravité et la durée des symptômes. La vitamine C peut être obtenue à partir de fruits et légumes, comme les agrumes, les baies, le kiwi, le brocoli et les poivrons, ou à partir de suppléments. L'AJR en vitamine C est de 90 milligrammes pour les hommes et de 75 milligrammes pour les femmes par jour.

Zinc: Le zinc est un cofacteur pour de nombreuses enzymes impliquées dans le système immunitaire, telles que la superoxyde dismutase, la catalase et la glutathion peroxydase, qui sont des antioxydants qui protègent les cellules immunitaires du stress oxydatif. Le zinc soutient également la production et le fonctionnement des cellules et molécules immunitaires, telles que les cellules tueuses naturelles, les macrophages, les lymphocytes, les anticorps et les cytokines.

Le zinc peut également aider à prévenir et à traiter les infections et les maladies, telles que le rhume, la grippe, la diarrhée et la pneumonie, en améliorant les réponses et l'équilibre immunitaires. Le zinc peut être obtenu à partir d'aliments tels que la viande, les fruits de mer, les noix, les graines et les grains entiers, ou à partir de suppléments. L'AJR en zinc est de 11 milligrammes pour les hommes et de 8 milligrammes pour les femmes par jour.

Quelles sont les herbes et suppléments les plus efficaces pour la santé immunitaire ?

Il existe de nombreuses herbes et suppléments qui peuvent soutenir le système immunitaire, mais certains d'entre eux peuvent être plus efficaces que d'autres, en fonction des besoins, des préférences et des conditions de chaque individu. Cependant, sur la base des preuves scientifiques actuelles, certaines des herbes et suppléments les plus efficaces pour la santé immunitaire sont :

Échinacée: L'échinacée est une plante originaire d'Amérique du Nord et d'Europe. L'échinacée possède des propriétés immunostimulantes, anti-inflammatoires, antivirales et antibactériennes qui peuvent contribuer à renforcer le système immunitaire en augmentant le nombre et l'activité des cellules immunitaires, telles que les cellules tueuses naturelles, les macrophages et les lymphocytes. L'échinacée peut également aider à prévenir et à traiter le rhume, la grippe et les infections respiratoires en réduisant la gravité et la durée des symptômes. L'échinacée peut être prise sous forme de thé, d'extrait ou de capsule. Cependant, l'échinacée peut provoquer des réactions allergiques, notamment chez les personnes allergiques aux plantes de la famille similaire, notamment la chrysane et l'ambroisie. L'échinacée peut également interagir avec certains médicaments, tels que les immunosuppresseurs, et réduire leur efficacité.

Ginseng: Le ginseng est une racine largement utilisée comme tonique et adaptogène. Le ginseng possède des propriétés immunomodulatrices, anti-inflammatoires, antioxydantes et antivirales qui peuvent aider à moduler le système immunitaire en régulant la production et la libération de cytokines, de chimiokines et d'immunoglobulines. Le ginseng peut également aider à prévenir et à traiter les infections et les maladies, telles que l'herpès, l'hépatite et le VIH, en inhibant la réplication et l'entrée des virus. Le ginseng peut être consommé sous forme de thé, de poudre ou de capsule. Cependant, le ginseng peut provoquer des effets secondaires, tels que de l'insomnie, des maux de tête, des nausées ou de la diarrhée, et peut interagir avec certains médicaments, tels que les anticoagulants, et augmenter le risque de saignement.

Curcuma: Le curcuma est une épice dérivée de la racine d'une plante appartenant à la famille du gingembre. Le curcuma possède des propriétés anti-inflammatoires, antioxydantes, antivirales et antibactériennes qui peuvent aider à réduire l'inflammation, à combattre les infections et à protéger contre le stress oxydatif. Le curcuma contient également de la curcumine, un composé capable de moduler le système immunitaire en inhibant l'activation du facteur nucléaire kappa B (NF-κB), un facteur de transcription qui régule l'expression de gènes impliqués dans l'inflammation, l'immunité et la survie cellulaire. Le curcuma peut être ajouté aux aliments, aux boissons ou aux suppléments. Cependant, le curcuma peut provoquer des maux d'estomac, de la diarrhée ou des réactions allergiques chez certaines personnes, et peut interagir avec certains médicaments, tels que les anticoagulants, et augmenter le risque de saignement.

Vitamine C: La vitamine C est un puissant antioxydant qui peut protéger les cellules immunitaires du stress oxydatif et améliorer leur activité.

La vitamine C stimule également la production et le fonctionnement des cellules et molécules immunitaires, telles que les cellules tueuses naturelles, les macrophages, les lymphocytes, les anticorps et les cytokines. La vitamine C peut également aider à prévenir et à traiter les infections et les maladies, telles que le rhume, la grippe et la pneumonie, en réduisant la gravité et la durée des symptômes. La vitamine C peut être obtenue à partir de fruits et légumes, comme les agrumes, les baies, le kiwi, le brocoli et les poivrons, ou à partir de suppléments. L'AJR en vitamine C est de 90 milligrammes pour les hommes et de 75 milligrammes pour les femmes par jour.

Zinc : Le zinc est un cofacteur pour de nombreuses enzymes impliquées dans le système immunitaire, telles que la superoxyde dismutase, la catalase et la glutathion peroxydase, qui sont des antioxydants qui protègent les cellules immunitaires du stress oxydatif. Le zinc soutient également la production et le fonctionnement des cellules et molécules immunitaires, telles que les cellules tueuses naturelles, les macrophages, les lymphocytes, les anticorps et les cytokines. Le zinc peut également aider à prévenir et à traiter les infections et les maladies, telles que le rhume, la grippe, la diarrhée et la pneumonie, en améliorant les réponses et l'équilibre immunitaires.

Le zinc peut être obtenu à partir d'aliments tels que la viande, les fruits de mer, les noix, les graines et les grains entiers, ou à partir de suppléments. L'AJR en zinc est de 11 milligrammes pour les hommes et de 8 milligrammes pour les femmes par jour.

Ce sont quelques-unes des herbes et suppléments les plus efficaces pour la santé immunitaire, mais ce ne sont pas les seuls. Il existe de nombreuses autres herbes et suppléments qui peuvent également soutenir le système immunitaire, comme l'ail, le gingembre, la vitamine D, le sélénium, le fer, le cuivre, le magnésium, etc. Cependant, avant de prendre des herbes ou des suppléments, il est conseillé de consulter un médecin ou un professionnel de la santé, car ils peuvent avoir des effets secondaires ou des interactions avec d'autres médicaments ou conditions. Il est également important de respecter la posologie et la durée recommandées et de choisir des produits de haute qualité provenant de sources réputées.

Les herbes et les suppléments peuvent compléter, mais non remplacer, une alimentation saine, un mode de vie et des soins médicaux pour la santé immunitaire.

Comment utiliser les herbes et les suppléments de manière sûre et efficace ?

Les herbes et les suppléments sont des substances ou des produits qui peuvent soutenir le système immunitaire en apportant divers avantages, tels que des nutriments, des antioxydants, des agents anti-inflammatoires, des agents antimicrobiens et des agents immunomodulateurs. Cependant, les herbes et les suppléments ne sont pas réglementés par la Food and Drug Administration (FDA) et ils peuvent avoir des effets secondaires ou des interactions avec d'autres médicaments ou conditions. Par conséquent, il est important d'utiliser les herbes et les suppléments de manière sûre et efficace, en suivant ces conseils :

Consultez un médecin ou un professionnel de la santé avant de prendre des herbes ou des suppléments : ceci est particulièrement important si vous avez des problèmes de santé, des allergies, ou si vous êtes enceinte ou si vous allaitez. Un médecin ou un professionnel de la santé peut vous aider à déterminer le type, la posologie et la durée appropriés des herbes ou des suppléments, et à surveiller vos progrès et vos réactions.

Ils peuvent également vous conseiller sur les effets secondaires potentiels ou les interactions avec d'autres médicaments ou suppléments que vous prenez, ainsi que sur la manière de les éviter ou de les gérer.

Choisissez des produits de haute qualité provenant de sources réputées : toutes les herbes et tous les suppléments ne sont pas créés égaux, et certains d'entre eux peuvent contenir des contaminants, des additifs ou des ingrédients ou des quantités incorrectes. Par conséquent, il est important de choisir des produits de haute qualité provenant de sources réputées, telles que des produits certifiés biologiques, sans OGM ou testés par des tiers. Vous pouvez également consulter les étiquettes et les sites Web des produits pour obtenir des informations sur les ingrédients, les sources, la fabrication et les méthodes de test, et rechercher les sceaux d'approbation d'organisations indépendantes, telles que la Pharmacopée américaine (USP), la National Sanitation Foundation (NSF), ou ConsumerLab.com.

Suivez la posologie et la durée recommandées : prendre trop ou pas assez d'herbes ou de suppléments, ou les prendre trop longtemps ou trop brièvement, peut affecter leur efficacité et leur sécurité. Par conséquent, il est important de suivre la posologie et la durée recommandées des herbes ou des suppléments, telles que suggérées par le médecin ou le professionnel de la santé, ou par l'étiquette du produit ou le site Web. Vous pouvez également utiliser une cuillère à mesurer, une tasse ou une balance pour garantir la quantité exacte d'herbes ou de suppléments et conserver une trace du moment et de la quantité que vous les prenez.

Soyez conscient des effets secondaires ou des interactions possibles : même si les herbes et les suppléments sont naturels, ils peuvent néanmoins provoquer des effets secondaires ou des interactions avec d'autres médicaments ou suppléments, ou avec certains aliments ou boissons. Certains des effets secondaires ou interactions courants des herbes et des suppléments sont :

Réactions allergiques : Certaines personnes peuvent être allergiques à certaines herbes ou suppléments, ou à leurs composants, comme le pollen, le latex ou le gluten. Les réactions allergiques peuvent varier de légères à graves et peuvent inclure des symptômes tels qu'une éruption cutanée, des démangeaisons, un gonflement, de l'urticaire, des difficultés respiratoires ou une anaphylaxie. Si vous ressentez des signes de réaction allergique, arrêtez immédiatement de prendre les herbes ou les suppléments et consultez un médecin.

Saignement ou ecchymose : Certaines herbes ou suppléments, comme l'ail, le gingembre, le ginseng, le curcuma, la vitamine E et les acides gras oméga-3, peuvent fluidifier le sang et augmenter le risque de saignement ou d'ecchymoses, surtout s'ils sont pris avec des anticoagulants, comme la warfarine, l'aspirine. , ou l'ibuprofène. Si vous prenez des anticoagulants ou si vous souffrez de troubles de la coagulation, consultez votre médecin avant de prendre ces herbes ou suppléments et surveillez régulièrement votre coagulation sanguine et votre taux de plaquettes.

Problèmes digestifs : Certaines herbes ou suppléments, comme l'échinacée, le zinc, le fer, le cuivre, le magnésium et les probiotiques, peuvent provoquer des problèmes digestifs, tels que des nausées, des vomissements, de la diarrhée, de la constipation ou des douleurs abdominales, surtout s'ils sont pris à jeun ou en grande quantité. doses. Si vous rencontrez des problèmes digestifs, essayez de prendre les herbes ou les suppléments avec de la nourriture, ou réduisez la dose, ou passez à une forme différente, comme un liquide, une capsule ou une poudre. Vous pouvez également boire beaucoup d'eau et manger des aliments riches en fibres pour faciliter la digestion et l'absorption des herbes ou des suppléments.

Dommages au foie: Certaines herbes ou suppléments, comme le kava, la consoude, le chaparral et la vitamine A, peuvent provoquer des lésions hépatiques, surtout s'ils sont pris à fortes doses ou pendant une longue période, ou avec de l'alcool ou avec d'autres médicaments qui affectent le foie, comme acétaminophène, statines ou antibiotiques. Les lésions hépatiques peuvent provoquer des symptômes tels qu'une jaunisse, des urines foncées, des selles pâles, de la fatigue, une perte d'appétit ou des douleurs abdominales. Si vous avez des problèmes de foie ou si vous prenez des médicaments qui affectent le foie, consultez votre médecin avant de prendre ces herbes ou suppléments et surveillez régulièrement vos tests de la fonction hépatique.

Changements hormonaux : Certaines herbes ou suppléments, comme le ginseng, la réglisse, le soja, l'actée à grappes noires et la vitamine D, peuvent affecter l'équilibre hormonal, surtout s'ils sont pris à fortes doses ou pendant une longue période, ou avec d'autres hormones, comme les pilules contraceptives, un traitement hormonal substitutif ou des médicaments pour la thyroïde. Les changements hormonaux peuvent provoquer des symptômes tels que de l'acné, une perte de cheveux, une prise de poids, des sautes d'humeur, des règles irrégulières ou une sensibilité des seins. Si vous avez des problèmes hormonaux ou si vous prenez des hormones, consultez votre médecin avant de prendre ces herbes ou suppléments et surveillez régulièrement vos niveaux d'hormones.

Voici quelques conseils sur la façon d'utiliser les herbes et les suppléments de manière sûre et efficace, mais ce ne sont pas les seuls. Il existe de nombreux autres facteurs qui peuvent affecter l'efficacité et la sécurité des herbes et des suppléments, tels que l'âge, le poids, l'état de santé et la constitution génétique de l'individu. Par conséquent, il est important de faire vos propres recherches et de consulter un médecin ou un professionnel de la santé avant de prendre des herbes ou des suppléments, et de suivre leurs instructions et recommandations. Les herbes et les suppléments peuvent compléter, mais non remplacer, une alimentation saine, un mode de vie et des soins médicaux pour la santé immunitaire.

Quelles sont les interactions possibles et les effets secondaires des herbes et des suppléments ?

Les herbes et les suppléments sont des produits naturels qui peuvent avoir divers effets sur le corps. Certains d'entre eux peuvent interagir avec les médicaments, soit en augmentant ou en réduisant leurs effets, soit en provoquant des effets secondaires indésirables.

Par conséquent, il est important d'être conscient des interactions possibles et des effets secondaires des herbes et des suppléments, surtout si vous prenez des médicaments sur ordonnance ou en vente libre.

Voici quelques exemples d'herbes et de suppléments qui peuvent interagir avec des médicaments :

Le millepertuis est une plante souvent utilisée contre la dépression, l'anxiété et l'insomnie. Cependant, il peut interagir avec de nombreux types de médicaments, tels que les antidépresseurs, les pilules contraceptives, les anticoagulants, les médicaments anti-VIH et autres. Dans la plupart des cas, cela accélère la dégradation de ces médicaments dans l'organisme, entraînant des niveaux plus faibles et une efficacité réduite. Il peut également provoquer des effets secondaires graves, tels que le syndrome sérotoninergique, lorsqu'il est pris avec certains antidépresseurs.

L'ail est un ingrédient courant dans de nombreuses cuisines et a été utilisé pour divers bienfaits pour la santé, tels que l'abaissement de la tension artérielle et du cholestérol et la prévention des infections. Cependant, l'ail peut également fluidifier le sang, comme l'aspirine, et augmenter le risque de saignement. Cela peut être un problème pour les personnes qui prennent des anticoagulants, comme la warfarine, ou qui subissent une intervention chirurgicale ou dentaire.

Le thé vert est une boisson populaire qui contient des antioxydants et d'autres composés pouvant avoir des effets anti-inflammatoires, anticancéreux et amaigrissants. Cependant, le thé vert peut également interagir avec certains décongestionnants, comme la pseudoéphédrine, et provoquer une augmentation de la tension artérielle et de la fréquence cardiaque. Cela peut être dangereux pour les personnes souffrant de problèmes cardiaques ou vasculaires[2].

L'hydraste est une plante souvent utilisée pour traiter les problèmes digestifs, les infections et les problèmes de peau. Cependant, cela peut également affecter le métabolisme de certains médicaments, tels que la cyclosporine, la digoxine et la warfarine, et modifier leurs niveaux dans l'organisme. Cela peut entraîner une toxicité ou une efficacité réduite de ces médicaments. Goldenseal présente un risque élevé d'interaction avec de nombreux médicaments et doit être utilisé avec prudence.

Ce ne sont là que quelques exemples d'herbes et de suppléments pouvant interagir avec les médicaments. Il en existe bien d'autres qui peuvent avoir des effets similaires ou différents. Par conséquent, il est conseillé de consulter votre fournisseur de soins de santé avant de prendre des herbes ou des suppléments, surtout si vous prenez des médicaments ou si vous souffrez de problèmes de santé. Vous devez également informer votre fournisseur de soins de santé de toutes les herbes et suppléments que vous prenez, et signaler tout effet secondaire ou changement dans votre état de santé. Ce faisant, vous pouvez éviter les interactions potentielles et les effets secondaires, et utiliser les herbes et les suppléments de manière sûre et efficace.

Chapitre 3 : Mode de vie et immunité

Comment le mode de vie affecte-t-il le système immunitaire ?

Le mode de vie est un terme qui englobe de nombreux aspects de nos habitudes, choix et comportements quotidiens. Le mode de vie peut affecter le système immunitaire de diverses manières, positivement ou négativement. La défense de l'organisme contre les envahisseurs pathogènes comme les bactéries, les virus, les champignons et les parasites est assurée par le système immunitaire, qui est un réseau complexe de cellules, de tissus et d'organes. Le système immunitaire aide également à réguler l'inflammation, qui est une réponse normale à une blessure ou à une infection, mais qui peut devenir chronique et nocive si elle n'est pas contrôlée.

Certains des facteurs liés au mode de vie qui peuvent influencer le système immunitaire sont :

Régime: L'alimentation joue un rôle crucial en fournissant les nutriments et les antioxydants dont le système immunitaire a besoin pour fonctionner correctement. Une alimentation équilibrée comprenant une variété de fruits, de légumes, de grains entiers, de protéines maigres, de graisses saines et de probiotiques peut aider à soutenir le système immunitaire et à prévenir les carences. Certains des nutriments particulièrement importants pour le système immunitaire sont la vitamine C, la vitamine D, le zinc, le sélénium, le fer et les acides gras oméga-3. D'un autre côté, une alimentation riche en aliments transformés, en sucres ajoutés, en graisses saturées et en alcool peut affaiblir le système immunitaire et augmenter l'inflammation.

Exercice: L'exercice peut avoir des effets à la fois positifs et négatifs sur le système immunitaire, selon le type, l'intensité, la durée et la fréquence de l'activité physique. Un exercice modéré, comme la marche rapide, le vélo ou la natation, peut renforcer le système immunitaire en améliorant la circulation sanguine, en réduisant le stress et en réduisant le risque de maladies chroniques, telles que l'obésité, le diabète et les maladies cardiovasculaires. Cependant, un exercice excessif ou intense, comme le marathon, peut affaiblir le système immunitaire et augmenter le risque d'infections, en particulier au niveau des voies respiratoires supérieures. Il est donc important de trouver un équilibre entre repos et exercice, et d'écouter les signaux de votre corps.

Dormir: Le sommeil est essentiel pour le système immunitaire, car il permet à l'organisme de réparer et de régénérer ses cellules et tissus, ainsi que de produire et libérer des molécules immunitaires, telles que des cytokines, des anticorps et des cellules tueuses naturelles. Le manque de sommeil ou un sommeil de mauvaise qualité peuvent altérer le système immunitaire et augmenter la susceptibilité aux infections, aux inflammations et aux maladies chroniques. La quantité optimale de sommeil peut varier d'une personne à l'autre, mais en général, les adultes ont besoin d'environ 7 à 9 heures de sommeil par nuit, tandis que les enfants et les adolescents en ont besoin de davantage.

Fumeur: Le tabagisme est l'un des facteurs de mode de vie les plus nocifs pour le système immunitaire, car il expose l'organisme à des milliers de produits chimiques toxiques qui peuvent endommager les cellules et les tissus du système immunitaire et interférer avec son fonctionnement normal. Le tabagisme peut augmenter le risque d'infections, telles que la pneumonie, la tuberculose et la grippe, ainsi que de maladies chroniques, telles que le cancer, la maladie pulmonaire obstructive chronique et les maladies cardiovasculaires. Arrêter de fumer peut améliorer le système immunitaire et réduire le risque de ces maladies.

Stresser: Le stress est un élément naturel et inévitable de la vie, mais lorsqu'il devient chronique ou accablant, il peut avoir des effets négatifs sur le système immunitaire. Le stress peut activer le système nerveux sympathique et l'axe hypothalamo-hypophyso-surrénalien, qui libèrent des hormones, telles que l'adrénaline, le cortisol et la noradrénaline, qui peuvent supprimer le système immunitaire et augmenter l'inflammation. Le stress chronique peut également affecter le comportement et l'humeur de la personne, conduisant à des stratégies d'adaptation malsaines, telles que trop manger, fumer, boire ou abuser de drogues, qui peuvent affaiblir davantage le système immunitaire. Par conséquent, il est important de gérer le stress de manière saine, comme la méditation, le yoga, les exercices de respiration, les passe-temps, le soutien social et le conseil.

Âge: L'âge est un autre facteur qui peut affecter le système immunitaire, car il subit des changements tout au long de la vie. Le système immunitaire est immature chez les nourrissons et les enfants, ce qui les rend plus vulnérables aux infections et aux allergies, mais également plus réactifs aux vaccinations et aux thérapies immunitaires. Le système immunitaire atteint son apogée chez le jeune adulte, puis décline progressivement avec l'âge, un processus appelé immunosénescence[12]. Cela peut entraîner une diminution de la fonction immunitaire, une augmentation de l'inflammation et un risque accru d'infections, de maladies auto-immunes et de cancer chez les personnes âgées[12]. Cependant, certains effets du vieillissement sur le système immunitaire peuvent être modulés par des facteurs liés au mode de vie, tels que l'alimentation, l'exercice physique, le sommeil et le stress.

Les conditions médicales: Certaines conditions médicales peuvent également affecter le système immunitaire, en le rendant hyperactif ou sous-actif. Par exemple, les maladies auto-immunes, telles que la polyarthrite rhumatoïde, le lupus et le diabète de type 1, se caractérisent par une réponse immunitaire anormale qui attaque les propres tissus de l'organisme, provoquant une inflammation et des lésions. D'autre part, les maladies d'immunodéficience, telles que le VIH/SIDA, l'immunodéficience primaire et le cancer, se caractérisent par une réponse immunitaire affaiblie ou absente qui ne parvient pas à protéger l'organisme contre les infections et les tumeurs. Ces conditions nécessitent des soins et un traitement médicaux, qui peuvent inclure des médicaments immunosuppresseurs, des immunomodulateurs ou une immunothérapie.

Comme vous pouvez le constater, le mode de vie peut avoir un impact significatif sur le système immunitaire et donc sur la santé et le bien-être général de la personne. En adoptant un mode de vie sain comprenant une alimentation équilibrée, une activité physique modérée, un sommeil suffisant, un arrêt du tabac, une gestion du stress et des examens réguliers, vous pouvez contribuer à renforcer votre système immunitaire et à prévenir ou traiter de nombreuses maladies. N'oubliez pas que votre système immunitaire est votre meilleur allié pour combattre les germes et rester en bonne santé.

Quelles sont les bonnes pratiques pour renforcer le système immunitaire ?

Le système immunitaire est le mécanisme de défense de l'organisme contre les envahisseurs nuisibles, tels que les bactéries, les virus, les champignons et les parasites.

Un système immunitaire fort peut aider à prévenir ou à combattre les infections et les maladies, tandis qu'un système immunitaire faible peut vous rendre plus vulnérable aux maladies.

De nombreux facteurs peuvent affecter le système immunitaire, tels que l'âge, la génétique, les conditions médicales et les expositions environnementales. Cependant, certains choix de vie peuvent également renforcer le système immunitaire et améliorer votre santé et votre bien-être en général.

Dormez suffisamment : Le sommeil est essentiel pour le système immunitaire, car il permet à l'organisme de réparer et de régénérer ses cellules et ses tissus, ainsi que de produire et de libérer des molécules immunitaires, telles que des cytokines, des anticorps et des cellules tueuses naturelles. Le manque de sommeil ou un sommeil de mauvaise qualité peuvent altérer le système immunitaire et augmenter la susceptibilité aux infections, aux inflammations et aux maladies chroniques. Les adultes devraient viser à dormir au moins 7 heures par nuit, tandis que les adolescents ont besoin de 8 à 10 heures et les jeunes enfants et les nourrissons jusqu'à 14 heures.

Ayez une alimentation équilibrée : L'alimentation joue un rôle crucial en fournissant les nutriments et les antioxydants dont le système immunitaire a besoin pour fonctionner correctement. Une alimentation équilibrée comprenant une variété de fruits, légumes, noix, graines et légumineuses peut aider à soutenir le système immunitaire et à prévenir les carences. Certains des nutriments particulièrement importants pour le système immunitaire sont la vitamine C, la vitamine D, le zinc, le sélénium, le fer et les acides gras oméga-3[12]. D'un autre côté, une alimentation riche en aliments transformés, en sucres ajoutés, en graisses saturées et en alcool peut altérer le système immunitaire et augmenter l'inflammation[12].

Faites de l'exercice modérément : L'exercice peut avoir des effets à la fois positifs et négatifs sur le système immunitaire, selon le type, l'intensité, la durée et la fréquence de l'activité physique. Un exercice modéré, comme la marche rapide, le vélo ou la natation, peut renforcer le système immunitaire en améliorant la circulation sanguine, en réduisant le stress et en réduisant le risque de maladies chroniques, telles que l'obésité, le diabète et les maladies cardiovasculaires. Cependant, un exercice excessif ou intense, comme le marathon, peut affaiblir le système immunitaire et augmenter le risque d'infections, en particulier au niveau des voies respiratoires supérieures. Il est donc important de trouver un équilibre entre repos et exercice, et d'écouter les signaux de votre corps.

Gérer le stress : Le stress fait naturellement et inévitablement partie de la vie, mais lorsqu'il devient chronique ou accablant, il peut avoir des effets négatifs sur le système immunitaire. Le stress peut activer le système nerveux sympathique et l'axe hypothalamo-hypophyso-surrénalien, qui libèrent des hormones, telles que l'adrénaline, le cortisol et la noradrénaline, qui peuvent supprimer le système immunitaire et augmenter l'inflammation. Le stress chronique peut également affecter le comportement et l'humeur de la personne, conduisant à des stratégies d'adaptation malsaines, telles que trop manger, fumer, boire ou abuser de drogues, qui peuvent affaiblir davantage le système immunitaire. Par conséquent, il est important de gérer le stress de manière saine, comme la méditation, le yoga, les exercices de respiration, les passe-temps, le soutien social et le conseil.

Arrêter de fumer : Le tabagisme est l'un des facteurs de mode de vie les plus nocifs pour le système immunitaire, car il expose l'organisme à des milliers de produits chimiques toxiques qui peuvent endommager les cellules et les tissus du système immunitaire et interférer avec son fonctionnement normal. Le tabagisme peut augmenter le risque d'infections, telles que la pneumonie, la tuberculose et la grippe, ainsi que de maladies chroniques, telles que le cancer, la maladie pulmonaire obstructive chronique et les maladies cardiovasculaires. Arrêter de fumer peut améliorer le système immunitaire et réduire le risque de ces maladies.

Faites-vous vacciner : Les vaccins sont l'un des moyens les plus efficaces de prévenir les maladies infectieuses et de renforcer le système immunitaire. Les vaccins agissent en exposant le corps à une forme affaiblie ou inactive d'un agent pathogène, ce qui stimule le système immunitaire à produire des anticorps et des cellules mémoire capables de reconnaître et de combattre des agents pathogènes identiques ou similaires à l'avenir. Les vaccins peuvent vous protéger contre des maladies telles que la rougeole, les oreillons, la rubéole, la polio, le tétanos, la diphtérie, la coqueluche, l'hépatite, la méningite, la grippe et la COVID-19. Il est important de suivre le calendrier de vaccination recommandé et de recevoir des rappels si nécessaire.

Voici quelques-unes des meilleures pratiques pour renforcer le système immunitaire et améliorer votre santé. Cependant, gardez à l'esprit que ceux-ci ne sont pas spécifiques au COVID-19 et qu'aucun supplément, régime ou modification de votre mode de vie ne peut vous protéger contre le développement du COVID-19. La meilleure façon de prévenir la COVID-19 est de suivre les directives de santé publique, comme porter un masque, pratiquer la distanciation physique, se laver les mains fréquemment et éviter les grands rassemblements.

Comment gérer le stress, le sommeil, l'exercice et l'hygiène pour une santé immunitaire ?

Le réseau complexe de cellules, de tissus et d'organes qui constitue le système immunitaire protège l'organisme contre les envahisseurs dangereux tels que les bactéries, les virus, les champignons et les parasites. En tant que réaction naturelle à un dommage ou à une infection, l'inflammation est une autre fonction du système immunitaire. Cependant, lorsque le système immunitaire ne fonctionne pas correctement, il peut provoquer des problèmes tels que des allergies, des maladies auto-immunes, des infections chroniques et des cancers.

L'un des facteurs pouvant affecter le système immunitaire est le mode de vie de l'individu. Le stress, le sommeil, l'exercice et l'hygiène sont quelques-uns des aspects du mode de vie qui peuvent avoir un impact positif ou négatif sur le système immunitaire. Voici quelques conseils sur la façon de gérer ces facteurs pour une santé immunitaire optimale :

Stresser: Le stress est un élément naturel et inévitable de la vie, mais trop de stress peut affaiblir le système immunitaire et le rendre plus vulnérable aux infections et aux maladies. Le stress peut également déclencher ou aggraver une inflammation, qui peut endommager les tissus et les organes du corps. Il est donc important de trouver des moyens sains de gérer le stress, comme des techniques de relaxation, la méditation, le yoga, des exercices de respiration, des passe-temps, un soutien social, des conseils ou une thérapie. Éviter ou limiter les sources de stress, telles que les problèmes professionnels, familiaux ou financiers, peut également contribuer à réduire le niveau de stress.

Dormir: Le sommeil est essentiel pour le système immunitaire, car il permet à l'organisme de se reposer, de se réparer et de se régénérer. Pendant le sommeil, le système immunitaire produit et libère diverses molécules qui aident à combattre les infections et l'inflammation, comme les cytokines, les anticorps et les cellules tueuses naturelles. Le manque de sommeil ou un sommeil de mauvaise qualité peuvent affaiblir le système immunitaire et augmenter le risque de maladies et d'infections. Par conséquent, il est recommandé de dormir au moins sept à huit heures par nuit et de suivre de bonnes pratiques d'hygiène du sommeil, comme avoir un horaire de sommeil régulier, éviter la caféine, l'alcool, la nicotine et les repas copieux avant le coucher, garder la chambre à coucher, sombre, calme et confortable, et en évitant l'utilisation d'appareils électroniques avant ou pendant le sommeil.

Exercice: L'exercice est bénéfique pour le système immunitaire, car il contribue à améliorer la circulation sanguine, l'apport d'oxygène et le drainage lymphatique, qui sont tous importants pour le fonctionnement du système immunitaire. L'exercice contribue également à réduire le stress, à améliorer l'humeur et à améliorer la qualité du sommeil, ce qui peut également renforcer le système immunitaire. Cependant, un exercice trop intense ou trop intense peut avoir l'effet inverse, car il peut provoquer un stress physique et mental, une inflammation et des lésions tissulaires, ce qui peut affaiblir le système immunitaire et augmenter le risque d'infections et de maladies. Par conséquent, il est conseillé de suivre une routine d'exercices modérée et équilibrée, qui comprend des exercices d'aérobic, de force et de flexibilité, ainsi que de se reposer et de récupérer adéquatement entre les entraînements.

Hygiène: L'hygiène est un autre facteur qui peut influencer le système immunitaire, car elle aide à prévenir l'exposition et la transmission de germes nocifs pouvant provoquer des infections et des maladies. Les pratiques d'hygiène comprennent le lavage fréquent et minutieux des mains avec de l'eau et du savon, en particulier avant et après avoir mangé, après être allé aux toilettes, après avoir toussé, éternué ou s'être mouché, et après avoir touché des surfaces ou des objets potentiellement contaminés. L'hygiène implique également de se couvrir la bouche et le nez avec un mouchoir ou un coude lors de la toux ou des éternuements, et de jeter le mouchoir correctement. L'hygiène consiste également à garder le corps, les cheveux, les ongles, les dents et les vêtements propres et à éviter de partager des objets personnels tels que des serviettes, des brosses à dents, des rasoirs ou des ustensiles.

L'hygiène signifie également rester à la maison et consulter un médecin en cas de maladie, ainsi que suivre le calendrier de vaccination recommandé pour prévenir certaines maladies.

Comment éviter ou réduire l'exposition aux toxines et aux agents pathogènes qui affaiblissent le système immunitaire.

Le corps est protégé des envahisseurs dangereux comme les bactéries, les virus, les champignons et les parasites grâce au réseau complexe de cellules, de tissus et d'organes qui composent le système immunitaire. Le système immunitaire aide également à réguler l'inflammation, qui est une réponse normale à une blessure ou à une infection. Cependant, le système immunitaire peut également être affecté par des facteurs externes, tels que des toxines et des agents pathogènes, qui peuvent affaiblir son fonctionnement et augmenter le risque d'infections et de maladies.

Les toxines sont des substances qui peuvent endommager les cellules et les tissus du corps et interférer avec le fonctionnement normal des organes et des systèmes. Les toxines peuvent provenir de diverses sources, telles que la pollution de l'air, la contamination de l'eau, les additifs alimentaires, les pesticides, les drogues, l'alcool, le tabac, les cosmétiques, les produits ménagers et les déchets industriels. Les toxines peuvent également être produites par l'organisme lui-même, à la suite de processus métaboliques ou d'infections.

Les agents pathogènes sont des micro-organismes qui peuvent provoquer des infections et des maladies dans le corps, tels que des bactéries, des virus, des champignons et des parasites. Les agents pathogènes peuvent pénétrer dans l'organisme par diverses voies, telles que l'inhalation, l'ingestion, le contact cutané, le contact sexuel ou les piqûres d'insectes. Les agents pathogènes peuvent également se transmettre de personne à personne ou des animaux aux humains.

Pour éviter ou réduire l'exposition aux toxines et agents pathogènes qui affaiblissent le système immunitaire, voici quelques conseils à suivre :

Toxines: Pour réduire l'exposition aux toxines, il est conseillé d'éviter ou de limiter la consommation de substances pouvant nuire à l'organisme, comme les drogues, l'alcool, le tabac et la caféine. Il est également important de choisir des aliments biologiques, frais et non transformés, et de bien les laver avant de les consommer. Il est également recommandé de boire de l'eau filtrée ou purifiée et d'éviter les bouteilles ou récipients en plastique susceptibles de laisser pénétrer des produits chimiques dans l'eau. Il est également avantageux d'utiliser des produits naturels ou écologiques pour les soins personnels, le nettoyage et le jardinage, et d'éviter les parfums, colorants et conservateurs synthétiques. Il est également essentiel d'éviter ou de minimiser l'exposition à la pollution de l'air, en utilisant des purificateurs d'air, des masques ou des filtres, et en évitant de fumer ou de fumer secondairement. Il est également utile de détoxifier régulièrement le corps en mangeant des aliments qui soutiennent le foie, les reins et le côlon, comme les légumes crucifères, l'ail, l'oignon, le curcuma, le gingembre, le citron, la pomme, la betterave rouge et les graines de lin. Il est également conseillé de faire de l'exercice, de transpirer et de s'hydrater pour aider le corps à éliminer les toxines par la peau, les poumons et l'urine.

Pathogènes: Pour éviter ou réduire l'exposition aux agents pathogènes, il est essentiel de pratiquer une bonne hygiène, comme se laver fréquemment et soigneusement les mains avec de l'eau et du savon, surtout avant et après avoir mangé, après être allé aux toilettes, après avoir toussé, éternué ou soufflé dans le nez et après avoir touché des surfaces ou des objets potentiellement contaminés. Il est également important de se couvrir la bouche et le nez avec un mouchoir ou un coude lorsque l'on tousse ou éternue, et de jeter le mouchoir correctement. Il est également nécessaire de garder le corps, les cheveux, les ongles, les dents et les vêtements propres et d'éviter de partager des objets personnels tels que des serviettes, des brosses à dents, des rasoirs ou des ustensiles. Il est également conseillé de rester à la maison et de consulter un médecin en cas de maladie, ainsi que de suivre le calendrier de vaccination recommandé pour prévenir certaines maladies. Il est également bénéfique d'éviter ou de limiter les contacts avec des personnes ou des animaux malades ou infectés et de se protéger lors d'activités sexuelles. Il est également utile de renforcer le système immunitaire en adoptant une alimentation équilibrée et nutritive, en prenant des suppléments tels que de la vitamine C, du zinc et des probiotiques, et en gérant le stress, le sommeil et l'exercice.

Chapitre 4 : Remèdes naturels contre les troubles immunitaires courants

Remèdes naturels pour les troubles immunitaires courants

Le corps est protégé des envahisseurs dangereux comme les bactéries, les virus, les champignons et les parasites grâce au réseau complexe de cellules, de tissus et d'organes qui composent le système immunitaire. Le système immunitaire aide également à réguler l'inflammation, qui est une réponse normale à une blessure ou à une infection. Cependant, le système immunitaire peut parfois mal fonctionner et causer des problèmes tels que des allergies, des maladies auto-immunes, des infections chroniques et le cancer. Ce sont quelques-uns des troubles immunitaires courants qui touchent des millions de personnes dans le monde.

Allergies : Les allergies sont des réactions hypersensibles du système immunitaire à certaines substances, comme le pollen, la poussière, les squames d'animaux, les aliments ou les médicaments. Les allergies peuvent provoquer des symptômes tels que des éternuements, des démangeaisons, un écoulement nasal, des larmoiements, de l'urticaire, des éruptions cutanées, un gonflement ou une anaphylaxie. Certains des remèdes naturels qui peuvent aider à réduire les réactions allergiques sont :

Quercétine : La quercétine est un flavonoïde doté de qualités anti-inflammatoires et antihistaminiques. Cela peut aider à inhiber la libération d'histamine, un produit chimique qui déclenche des symptômes allergiques. La quercétine peut être trouvée dans des aliments tels que les pommes, les oignons, les baies, les raisins, le brocoli et le thé vert, ou prise en complément.

Bromélaïne : La bromélaïne est une enzyme dérivée des tiges d'ananas. Cela peut aider à réduire l'inflammation et l'enflure et à améliorer l'absorption de la quercétine. La bromélaïne peut être prise en complément ou consommée sous forme d'ananas frais.

Ortie : L'ortie est une plante qui a des effets anti-inflammatoires et antihistaminiques. Cela peut aider à soulager la congestion nasale, les éternuements et les démangeaisons. L'ortie peut être consommée sous forme de teinture, de thé ou de pilule.

Maladies auto-immunes : les maladies auto-immunes sont des affections dans lesquelles le système immunitaire attaque les propres tissus et organes du corps, tels que les articulations, la peau, la thyroïde, le pancréas ou le système nerveux. Certaines des maladies auto-immunes courantes sont la polyarthrite rhumatoïde, le psoriasis, la thyroïdite de Hashimoto, le diabète de type 1 et la sclérose en plaques. Certains des remèdes naturels qui peuvent aider à moduler le système immunitaire et à prévenir ou traiter les maladies auto-immunes sont :

Acides gras oméga-3 : Les acides gras oméga-3 sont des graisses essentielles qui ont des effets anti-inflammatoires et immunomodulateurs. Ils peuvent aider à réduire la production de cytokines pro-inflammatoires, qui sont des molécules qui favorisent l'inflammation et les lésions tissulaires. Les acides gras oméga-3 peuvent être trouvés dans des aliments tels que le poisson, les graines de lin, les graines de chia, les noix et les algues, ou pris en complément.

Vitamine D : La vitamine D est une hormone qui régule le système immunitaire et aide à prévenir l'auto-immunité. La vitamine D peut aider à équilibrer l'activité des lymphocytes T, qui sont un type de globules blancs capables de protéger ou d'attaquer l'organisme.

La vitamine D peut être obtenue par l'exposition au soleil, par des aliments tels que les poissons gras, les jaunes d'œufs, les champignons et les produits laitiers enrichis, ou par la prise de suppléments.

Curcumine : La curcumine est un composé extrait du curcuma, une épice largement utilisée dans la cuisine asiatique. La curcumine possède des propriétés anti-inflammatoires et antioxydantes. Il peut aider à inhiber l'activation du facteur nucléaire kappa B

(NF-kB), une protéine qui contrôle l'expression des gènes impliqués dans l'inflammation et l'auto-immunité. La curcumine peut être prise comme supplément ou ajoutée à la nourriture.

Infections chroniques : les infections chroniques sont des infections persistantes ou récurrentes causées par des micro-organismes qui échappent aux défenses du système immunitaire ou y résistent, tels que des bactéries, des virus, des champignons ou des parasites. Les infections chroniques peuvent provoquer des symptômes tels que fièvre, fatigue, douleur, inflammation ou dysfonctionnement d'un organe. Certains des remèdes naturels qui peuvent aider à renforcer la capacité du système immunitaire à combattre les infections chroniques sont :

Ail : L'ail est une plante qui possède des propriétés antimicrobiennes, antivirales, antifongiques et antiparasitaires.

Il peut aider à tuer ou à inhiber la croissance de divers agents pathogènes, tels que Helicobacter pylori, Candida albicans, Escherichia coli, Staphylococcus aureus et le virus de l'herpès simplex. L'ail peut également stimuler l'activité des cellules tueuses naturelles, qui sont un type de globules blancs capables de détruire les cellules infectées. L'ail peut être consommé cru, cuit ou pris en complément.

Échinacée : L'échinacée est une fleur qui a des effets immunostimulants et anti-inflammatoires. Il peut contribuer à augmenter la production et le fonctionnement des globules blancs, tels que les macrophages, les neutrophiles et les lymphocytes, qui participent à la réponse du système immunitaire aux infections. L'échinacée peut également aider à réduire la gravité et la durée des symptômes du rhume et de la grippe. L'échinacée peut être prise sous forme de thé, de capsule ou de teinture.

Huile d'origan : L'huile d'origan est une huile essentielle dérivée de la plante d'origan. Il possède de puissantes propriétés antimicrobiennes, antivirales, antifongiques et antiparasitaires. Il peut aider à tuer ou à inhiber la croissance de divers agents pathogènes, tels que Streptococcus pneumoniae, Pseudomonas aeruginosa, Klebsiella pneumoniae et Giardia lamblia. L'huile d'origan peut également aider à renforcer la réponse du système immunitaire aux infections. L'huile d'origan peut être prise sous forme de capsule, diluée dans de l'eau ou de l'huile, ou appliquée localement.

Quels sont les troubles immunitaires courants, leurs causes et leurs symptômes ?

Troubles immunitaires courants : causes et symptômes

Le mécanisme de défense de l'organisme contre les envahisseurs pathogènes, notamment les bactéries, les virus, les champignons et les parasites, est le système immunitaire, un réseau sophistiqué de cellules, de tissus et d'organes. Le système immunitaire aide également à réguler l'inflammation, qui est une réponse normale à une blessure ou à une infection. Cependant, le système immunitaire peut parfois mal fonctionner et causer des problèmes tels que des allergies, des maladies auto-immunes, des infections chroniques et le cancer. Ce sont quelques-uns des troubles immunitaires courants qui touchent des millions de personnes dans le monde.

Allergies : Les allergies sont des réactions hypersensibles du système immunitaire à certaines substances, comme le pollen, la poussière, les squames d'animaux, les aliments ou les médicaments. Le système immunitaire identifie par erreur ces substances comme étrangères et dangereuses et produit des anticorps pour les combattre. De l'histamine et d'autres substances provoquant des réactions allergiques sont ainsi libérées. Les symptômes des allergies peuvent varier en fonction du type et de la gravité de la réaction, mais ils peuvent inclure des éternuements, des démangeaisons, un écoulement nasal, des larmoiements, de l'urticaire, des éruptions cutanées, un gonflement ou une anaphylaxie. L'anaphylaxie est une maladie potentiellement mortelle qui peut entraîner des difficultés respiratoires, une hypotension artérielle, un choc ou la mort. Les causes des allergies ne sont pas entièrement comprises, mais elles peuvent impliquer des facteurs génétiques, environnementaux et liés au mode de vie.

Maladies auto-immunes : les maladies auto-immunes sont des affections dans lesquelles le système immunitaire attaque les propres tissus et organes du corps, tels que les articulations, la peau, la thyroïde, le pancréas ou le système nerveux. Le système immunitaire reconnaît à tort ces tissus et organes comme étrangers et nocifs et produit des anticorps pour les détruire.

Cela provoque une inflammation et des lésions tissulaires, qui peuvent entraîner divers symptômes et complications. Les symptômes des maladies auto-immunes peuvent varier en fonction du type et de l'emplacement du tissu ou de l'organe affecté, mais ils peuvent inclure des douleurs, des raideurs, des gonflements, des rougeurs, de la chaleur, de la fatigue, de la fièvre, une perte de poids, une perte de cheveux, des éruptions cutanées, des ampoules, des ulcères. , yeux secs, bouche sèche, engourdissements, picotements, faiblesse, paralysie, problèmes de vision, problèmes d'audition, problèmes cognitifs, problèmes d'humeur ou défaillance d'un organe. Les causes des maladies auto-immunes ne sont pas entièrement comprises, mais elles peuvent impliquer des facteurs génétiques, environnementaux, hormonaux et infectieux.

Infections chroniques : les infections chroniques sont des infections persistantes ou récurrentes causées par des micro-organismes qui échappent aux défenses du système immunitaire ou y résistent, tels que des bactéries, des virus, des champignons ou des parasites. Le système immunitaire est incapable d'éliminer complètement ces micro-organismes et ils restent longtemps dans l'organisme, provoquant des symptômes et des complications. Les symptômes des infections chroniques peuvent varier selon le type et l'emplacement de l'infection, mais ils peuvent inclure de la fièvre, de la fatigue, de la douleur, une inflammation ou un dysfonctionnement d'un organe.

Les causes des infections chroniques peuvent impliquer des facteurs génétiques, environnementaux ou liés au mode de vie qui affaiblissent le système immunitaire, ou la capacité des micro-organismes à s'adapter, à muter ou à se cacher du système immunitaire.

Cancer : Le cancer est une maladie dans laquelle les cellules du corps se développent et se divisent de manière anormale et incontrôlable, formant des tumeurs ou des masses qui peuvent envahir et endommager les tissus et organes environnants. Le cancer peut également se propager à d'autres parties du corps par le système sanguin ou lymphatique, provoquant des métastases. Le système immunitaire joue un rôle dans la prévention et la lutte contre le cancer, en reconnaissant et en éliminant les cellules anormales ou endommagées, ou en stimulant la production de cellules tueuses naturelles, de cellules T cytotoxiques ou d'anticorps capables de cibler et de détruire les cellules cancéreuses. Cependant, il arrive parfois que le système immunitaire n'y parvienne pas, ou que les cellules cancéreuses échappent ou suppriment la réponse du système immunitaire, permettant ainsi au cancer de se développer et de progresser. Les symptômes du cancer peuvent varier en fonction du type et de l'emplacement du cancer, mais ils peuvent inclure des bosses, des grains de beauté ou des excroissances qui changent de taille, de forme, de couleur ou de texture, des douleurs, des saignements, des ecchymoses, un gonflement, une perte de poids. , perte d'appétit, fatigue, fièvre, sueurs nocturnes, toux, essoufflement, difficulté à avaler, enrouement, nausées, vomissements, diarrhée, constipation, jaunisse ou défaillance d'un organe. Les causes du cancer ne sont pas entièrement comprises, mais elles peuvent impliquer des facteurs génétiques, environnementaux, liés au mode de vie ou infectieux qui endommagent l'ADN des cellules ou interfèrent avec le fonctionnement normal du système immunitaire.

Comment prévenir et traiter naturellement les troubles immunitaires courants

Le corps est protégé des envahisseurs dangereux comme les bactéries, les virus, les champignons et les parasites grâce au réseau complexe de cellules, de tissus et d'organes qui composent le système immunitaire. Le système immunitaire aide également à réguler l'inflammation, qui est une réponse normale à une blessure ou à une infection. Cependant, le système immunitaire peut parfois mal fonctionner et causer des problèmes tels que des allergies, des maladies auto-immunes, des infections chroniques et le cancer. Ce sont quelques-uns des troubles immunitaires courants qui touchent des millions de personnes dans le monde.

Heureusement, il existe des moyens naturels de prévenir et de traiter ces troubles immunitaires, en soutenant le système immunitaire et en rétablissant son équilibre et son fonctionnement. En voici quelques uns:

Alimentation : L'alimentation joue un rôle essentiel dans le système immunitaire, car elle fournit les nutriments et l'énergie dont les cellules immunitaires ont besoin pour accomplir leurs tâches. Une alimentation saine et équilibrée peut aider à prévenir et à traiter les troubles immunitaires, en fournissant les vitamines, minéraux, antioxydants et composés phytochimiques essentiels qui peuvent moduler le système immunitaire et réduire l'inflammation. Certains des aliments qui peuvent renforcer le système immunitaire sont les fruits, les légumes, les noix, les graines, les légumineuses, les grains entiers, les champignons, les herbes, les épices et les aliments fermentés. Certains des aliments qui peuvent nuire au système immunitaire sont les aliments transformés, les sucres raffinés, les édulcorants artificiels, les gras trans, l'alcool et la caféine. Il est donc conseillé de manger davantage du premier et moins du second, et d'éviter toute allergie ou sensibilité alimentaire susceptible de déclencher ou d'aggraver des troubles immunitaires.

Suppléments : les suppléments sont des substances qui peuvent fournir des nutriments ou des composés supplémentaires ou spécifiques qui peuvent manquer ou être insuffisants dans l'alimentation, ou qui peuvent avoir des effets thérapeutiques sur le système immunitaire. Les suppléments peuvent aider à prévenir et à traiter les troubles immunitaires, en renforçant le fonctionnement du système immunitaire et en réduisant l'inflammation. Cependant, les suppléments doivent être utilisés avec prudence et sous la direction d'un professionnel de la santé, car ils peuvent avoir des effets secondaires ou des interactions avec d'autres médicaments ou suppléments. Certains des suppléments qui peuvent bénéficier du système immunitaire sont la vitamine C, la vitamine D, le zinc, le sélénium, les probiotiques, les acides gras oméga-3, la curcumine, la quercétine, la bromélaïne, l'échinacée, l'ail, l'huile d'origan et l'astragale.

Mode de vie : Le mode de vie est un autre facteur qui peut influencer le système immunitaire, car il affecte le bien-être physique, mental et émotionnel de l'individu. Un mode de vie sain et équilibré peut aider à prévenir et à traiter les troubles immunitaires, en réduisant le stress, en améliorant le sommeil, en augmentant l'exercice et en maintenant l'hygiène.

Le stress peut affaiblir le système immunitaire et augmenter l'inflammation. Il est donc important de trouver des moyens sains de faire face au stress, comme des techniques de relaxation, la méditation, le yoga, des exercices de respiration, des passe-temps, un soutien social, des conseils ou une thérapie. Le sommeil peut restaurer le système immunitaire et réduire l'inflammation. Il est donc recommandé de dormir au moins sept à huit heures par nuit et de suivre de bonnes pratiques d'hygiène du sommeil, comme avoir un horaire de sommeil régulier, éviter la caféine, l'alcool, la nicotine, et des repas copieux avant le coucher, en gardant la chambre sombre, calme et confortable, et en évitant l'utilisation d'appareils électroniques avant ou pendant le sommeil. L'exercice peut améliorer la circulation sanguine, l'apport d'oxygène et le drainage lymphatique, qui sont tous importants pour le fonctionnement du système immunitaire. L'exercice peut également réduire le stress, améliorer l'humeur et améliorer la qualité du sommeil, ce qui peut également renforcer le système immunitaire. Cependant, un exercice trop intense ou trop intense peut avoir l'effet inverse, car il peut provoquer un stress physique et mental, une inflammation et des lésions tissulaires, ce qui peut affaiblir le système immunitaire et augmenter le risque de maladies et d'infections.

Par conséquent, il est conseillé de suivre une routine d'exercices modérée et équilibrée, qui comprend des exercices d'aérobic, de force et de flexibilité, ainsi que de se reposer et de récupérer adéquatement entre les entraînements. L'hygiène peut empêcher l'exposition et la transmission de germes nocifs susceptibles de provoquer des infections et des maladies. Les pratiques d'hygiène comprennent le lavage fréquent et minutieux des mains avec de l'eau et du savon, en particulier avant et après avoir mangé, après être allé aux toilettes, après avoir toussé, éternué ou s'être mouché, et après avoir touché des surfaces ou des objets potentiellement contaminés. L'hygiène implique également de se couvrir la bouche et le nez avec un mouchoir ou un coude lors de la toux ou des éternuements, et de jeter le mouchoir correctement. L'hygiène consiste également à garder le corps, les cheveux, les ongles, les dents et les vêtements propres et à éviter de partager des objets personnels tels que des serviettes, des brosses à dents, des rasoirs ou des ustensiles. L'hygiène signifie également rester à la maison et consulter un médecin en cas de maladie, ainsi que suivre le calendrier de vaccination recommandé pour prévenir certaines maladies.

Remèdes naturels contre le rhume, la grippe, les allergies, l'asthme, les maladies auto-immunes et plus encore

Le rhume, la grippe, les allergies, l'asthme et les maladies auto-immunes font partie des troubles immunitaires courants qui touchent des millions de personnes dans le monde. Ils sont causés par un dysfonctionnement du système immunitaire, qui soit ne parvient pas à protéger l'organisme contre les envahisseurs nuisibles, soit attaque les propres tissus et organes de l'organisme. Ces troubles immunitaires peuvent provoquer divers symptômes et complications, tels que fièvre, toux, mal de gorge, écoulement nasal, congestion, éternuements, démangeaisons, respiration sifflante, essoufflement, éruptions cutanées, urticaire, gonflement, douleur, inflammation, fatigue, perte de poids, perte de cheveux. perte, dysfonctionnement ou défaillance d'un organe.

Bien qu'il existe des traitements conventionnels pour ces troubles immunitaires, tels que des médicaments, des inhalateurs, des injections ou une intervention chirurgicale, ils peuvent avoir des effets secondaires ou des limites, et ils peuvent ne pas s'attaquer à la cause profonde du problème.

C'est pourquoi de nombreuses personnes recherchent des remèdes naturels qui peuvent aider à prévenir et à traiter ces troubles immunitaires, en soutenant le système immunitaire et en rétablissant son équilibre et son fonctionnement. Voici quelques-uns des remèdes naturels qui peuvent bénéficier au système immunitaire et aider à lutter contre ces troubles immunitaires :

Miel : Le miel est un édulcorant naturel qui possède des propriétés antimicrobiennes, antivirales, anti-inflammatoires et antioxydantes. Il peut aider à apaiser la gorge, à supprimer la toux, à tuer ou à inhiber la croissance des bactéries et des virus, à réduire l'inflammation et à renforcer le système immunitaire. Le miel peut être pris seul, mélangé avec du citron, du gingembre ou de la cannelle, ou ajouté au thé, à l'eau ou au lait. Cependant, le miel ne doit pas être donné aux enfants de moins d'un an, car il peut contenir des spores botuliques pouvant provoquer le botulisme infantile, une maladie rare mais grave qui affecte le système nerveux.

Gingembre : Le gingembre est une épice qui a des effets anti-inflammatoires, antiviraux, antifongiques et antioxydants. Il peut aider à soulager les nausées, les vomissements, la diarrhée, l'indigestion, les gaz, les ballonnements et les crampes, et à stimuler la digestion et l'absorption des nutriments.

Le gingembre peut également aider à réduire l'inflammation, la douleur et l'enflure, ainsi qu'à améliorer la réponse du système immunitaire aux infections. Le gingembre peut être pris sous forme de thé, de capsule ou de teinture, ou ajouté à de la nourriture, de l'eau ou du jus.

Curcuma : Le curcuma est une épice qui possède des propriétés anti-inflammatoires, antioxydantes, antivirales, antifongiques et anticancéreuses. Il peut aider à inhiber l'activation du facteur nucléaire kappa B (NF-kB), une protéine qui contrôle l'expression des gènes impliqués dans l'inflammation et l'auto-immunité. Le curcuma peut également aider à moduler l'activité des lymphocytes T, un type de globules blancs capables de protéger ou d'attaquer l'organisme. Le curcuma peut également aider à prévenir ou à traiter le cancer, en induisant l'apoptose, ou la mort cellulaire programmée, des cellules cancéreuses et en inhibant l'angiogenèse, ou la formation de nouveaux vaisseaux sanguins qui alimentent les tumeurs. Le curcuma peut être pris comme supplément ou ajouté à la nourriture, à l'eau ou au lait. Cependant, le curcuma doit être pris avec du poivre noir, qui contient de la pipérine, un composé qui peut augmenter l'absorption et la biodisponibilité de la curcumine, l'ingrédient actif du curcuma.

Ail : L'ail est une plante qui possède des propriétés antimicrobiennes, antivirales, antifongiques et antiparasitaires. Il peut aider à tuer ou à inhiber la croissance de divers agents pathogènes, tels que Helicobacter pylori, Candida albicans, Escherichia coli, Staphylococcus aureus et le virus de l'herpès simplex. L'ail peut également stimuler l'activité des cellules tueuses naturelles, qui sont un type de globules blancs capables de détruire les cellules infectées. L'ail peut également aider à abaisser la tension artérielle, le taux de cholestérol et de sucre dans le sang, ainsi qu'à prévenir ou traiter les maladies cardiovasculaires, telles que l'athérosclérose, les accidents vasculaires cérébraux et les crises cardiaques. L'ail peut être consommé cru, cuit ou pris en complément.

- Probiotiques : Les probiotiques sont des bactéries bénéfiques qui vivent dans l'intestin et aident à maintenir l'équilibre du microbiote intestinal, qui est la communauté de micro-organismes qui habitent le tube digestif. Le microbiote intestinal joue un rôle crucial dans le système immunitaire, car il aide à digérer et à absorber les nutriments, à produire des vitamines et des acides gras à chaîne courte, à rivaliser avec les agents pathogènes et à moduler le fonctionnement et la réponse du système immunitaire. Les probiotiques peuvent aider à prévenir et à traiter les troubles immunitaires en renforçant la fonction de barrière intestinale, en empêchant l'invasion et la colonisation d'agents pathogènes, en réduisant l'inflammation et en régulant l'activité et la tolérance du système immunitaire. Les probiotiques peuvent être trouvés dans les aliments fermentés, tels que le yaourt, le kéfir, la choucroute, le kimchi, le miso, le tempeh et le kombucha, ou pris en complément. Cependant, les probiotiques doivent être choisis avec soin, car différentes souches peuvent avoir des effets différents et certaines peuvent ne pas convenir à certaines conditions ou individus.

Quand consulter un médecin et quels sont les traitements conventionnels des troubles immunitaires

Les troubles immunitaires sont des affections dans lesquelles le système immunitaire fonctionne mal et provoque des problèmes tels que des allergies, des maladies auto-immunes, des infections chroniques et le cancer. Ces troubles immunitaires peuvent affecter diverses parties du corps et provoquer divers symptômes et complications, tels que fièvre, toux, mal de gorge, écoulement nasal, congestion, éternuements, démangeaisons, respiration sifflante, essoufflement, éruptions cutanées, urticaire, gonflement, douleur, inflammation. , fatigue, perte de poids, perte de cheveux, dysfonctionnement ou défaillance d'un organe.

Bien qu'il existe des remèdes naturels qui peuvent aider à prévenir et à traiter ces troubles immunitaires, en soutenant le système immunitaire et en rétablissant son équilibre et son fonctionnement, ils peuvent ne pas être suffisants ou efficaces dans certains cas ou situations. Il est donc important de savoir quand consulter un médecin et quels sont les traitements conventionnels de ces troubles immunitaires.

Quand demander de l'aide médicale

Il est conseillé de consulter un médecin en cas de troubles immunitaires dans les cas ou situations suivants :

Lorsque les symptômes sont graves, persistants, récurrents ou interfèrent avec les activités quotidiennes ou la qualité de vie.

Lorsque les symptômes sont accompagnés d'autres signes de maladie grave, tels qu'une forte fièvre, des difficultés respiratoires, des douleurs thoraciques, une confusion, un évanouissement ou un saignement.

Lorsque les symptômes ne s'améliorent pas ou ne s'aggravent pas après avoir essayé des remèdes naturels ou des médicaments en vente libre pendant une période raisonnable.

Lorsque les symptômes sont causés par un allergène connu ou suspecté et qu'il existe un risque d'anaphylaxie, une réaction allergique potentiellement mortelle pouvant entraîner des difficultés respiratoires, une hypotension artérielle, un choc ou la mort.

Lorsque les symptômes sont causés par une infection connue ou suspectée, il existe un risque de complications, telles qu'une pneumonie, une méningite, une septicémie ou une défaillance d'un organe.

Lorsque les symptômes sont causés par une maladie auto-immune connue ou suspectée et qu'il existe un risque de lésion ou de dysfonctionnement du tissu ou de l'organe affecté, comme les articulations, la peau, la thyroïde, le pancréas ou le système nerveux.

Lorsque les symptômes sont causés par un cancer connu ou suspecté et qu'il existe un risque de croissance, d'invasion ou de métastases des cellules cancéreuses vers d'autres parties du corps.

Quels sont les traitements conventionnels

Les traitements conventionnels des troubles immunitaires peuvent varier en fonction du type, de la cause et de la gravité du trouble, mais ils peuvent inclure les éléments suivants :

Médicaments : les médicaments sont des substances qui peuvent modifier la fonction et la réponse du système immunitaire, ou cibler les agents pathogènes ou les cellules spécifiques à l'origine du trouble. Les médicaments peuvent aider à prévenir, traiter ou contrôler les symptômes et les complications des troubles immunitaires, en réduisant l'inflammation, la douleur, l'enflure, les démangeaisons, les éternuements, la toux, la congestion ou la fièvre, ou en tuant ou en inhibant la croissance des bactéries, virus, champignons. , ou des parasites, ou en détruisant ou en supprimant les cellules cancéreuses. Cependant, les médicaments peuvent avoir des effets secondaires ou des interactions avec d'autres médicaments ou suppléments, et ils peuvent ne pas s'attaquer à la cause profonde du problème. Certains des médicaments courants contre les troubles immunitaires sont les antihistaminiques, les décongestionnants, les corticostéroïdes, les anti-inflammatoires non stéroïdiens (AINS), les antibiotiques, les antiviraux, les antifongiques, les antiparasitaires, les immunosuppresseurs, les immunomodulateurs, les produits biologiques ou la chimiothérapie.

Inhalateurs : Les inhalateurs sont des appareils qui délivrent des médicaments directement dans les poumons, où ils peuvent agir sur les voies respiratoires et le système respiratoire. Les inhalateurs peuvent aider à prévenir et à traiter les troubles immunitaires qui affectent la respiration, tels que l'asthme, les allergies ou la maladie pulmonaire obstructive chronique (MPOC). Les inhalateurs peuvent aider à réduire l'inflammation, l'enflure, la production de mucus et les spasmes des voies respiratoires, ainsi qu'à améliorer le flux d'air et l'apport d'oxygène aux poumons. Cependant, les inhalateurs peuvent avoir des effets secondaires ou des interactions avec d'autres médicaments ou suppléments, et ils peuvent ne pas s'attaquer à la cause profonde du problème. Certains des inhalateurs courants pour les troubles immunitaires sont les bronchodilatateurs, les corticostéroïdes ou les inhalateurs combinés.

Injections : les injections sont des méthodes permettant d'administrer des médicaments ou des substances dans le corps au moyen d'une aiguille ou d'une seringue. Les injections peuvent aider à prévenir et à traiter les troubles immunitaires, en fournissant au système immunitaire les substances dont il a besoin pour fonctionner correctement, ou en modifiant la fonction et la réponse du système immunitaire, ou en ciblant les agents pathogènes ou les cellules spécifiques à l'origine du trouble. Les injections peuvent aider à réduire l'inflammation, la douleur, l'enflure, les démangeaisons, les éternuements, la toux, la congestion ou la fièvre, ou en tuant ou en inhibant la croissance des bactéries, virus, champignons ou parasites, ou en détruisant ou supprimant les cellules cancéreuses. Cependant, les injections peuvent avoir des effets secondaires ou des interactions avec d'autres médicaments ou suppléments, et elles peuvent ne pas s'attaquer à la cause profonde du problème. Certaines des injections courantes pour les troubles immunitaires sont les vaccins, les immunoglobulines, l'immunothérapie allergénique ou les anticorps monoclonaux.

- Chirurgie : La chirurgie est une procédure qui implique l'utilisation d'instruments ou de dispositifs pour retirer, réparer ou remplacer une partie du corps affectée par un trouble immunitaire. La chirurgie peut aider à prévenir et à traiter les troubles immunitaires, en éliminant la source du problème, comme une tumeur, un abcès, un kyste ou un corps étranger, ou en réparant ou en remplaçant le tissu ou l'organe endommagé ou dysfonctionnel, comme un articulation, une greffe de peau, une thyroïde, un pancréas ou un système nerveux. Cependant, la chirurgie peut comporter des risques ou des complications, tels que des saignements, des infections, des cicatrices ou un rejet, et elle peut ne pas s'attaquer à la cause profonde du problème. Certaines des interventions chirurgicales courantes pour les troubles immunitaires sont l'excision, le drainage, la biopsie, l'arthroplastie, la greffe de peau, la thyroïdectomie, la transplantation de pancréas ou la neurochirurgie.

Conclusion

Un résumé des principaux points et points à retenir du livre

Le corps est protégé des envahisseurs dangereux comme les bactéries, les virus, les champignons et les parasites grâce au réseau complexe de cellules, de tissus et d'organes qui composent le système immunitaire. Le système immunitaire aide également à réguler l'inflammation, qui est une réponse normale à une blessure ou à une infection. Cependant, le système immunitaire peut parfois mal fonctionner et causer des problèmes tels que des allergies, des maladies auto-immunes, des infections chroniques et le cancer.

Le livre « Comment stimuler le système immunitaire naturellement » fournit des conseils pratiques et fondés sur des preuves sur la façon de renforcer le système immunitaire et de prévenir ou traiter ces troubles immunitaires, en suivant une alimentation, un mode de vie et des suppléments sains et équilibrés. Le livre couvre les sujets suivants :

Le rôle et la fonction du système immunitaire, ainsi que les facteurs qui peuvent affecter ses performances et son équilibre.

Les troubles immunitaires courants, leurs causes, symptômes et complications, et comment ils peuvent être diagnostiqués et traités avec des méthodes conventionnelles et naturelles.

Les aliments qui peuvent renforcer le système immunitaire, comme les fruits, les légumes, les noix, les graines, les légumineuses, les grains entiers, les champignons, les herbes, les épices et les aliments fermentés, ainsi que les nutriments et antioxydants qu'ils fournissent, comme la vitamine C, la vitamine D. , zinc, sélénium, probiotiques, acides gras oméga-3, curcumine, quercétine, bromélaïne, échinacée, ail, huile d'origan et astragale.

Les aliments qui peuvent nuire au système immunitaire, tels que les aliments transformés, les sucres raffinés, les édulcorants artificiels, les gras trans, l'alcool et la caféine, ainsi que l'inflammation et le stress oxydatif qu'ils provoquent, et comment les éviter ou les limiter, et les identifier et éliminez tout allergène alimentaire ou sensibilité susceptible de déclencher ou d'aggraver des troubles immunitaires.

Les suppléments qui peuvent soutenir le système immunitaire, tels que la vitamine C, la vitamine D, le zinc, le sélénium, les probiotiques, les acides gras oméga-3, la curcumine, la quercétine, la bromélaïne, l'échinacée, l'ail, l'huile d'origan et l'astragale, et comment choisir, utilisez-les et combinez-les de manière sûre et efficace, et sous la direction d'un professionnel de la santé.

Les facteurs liés au mode de vie qui peuvent influencer le système immunitaire, tels que le stress, le sommeil, l'exercice et l'hygiène, et comment les gérer pour une santé immunitaire optimale, comme trouver des moyens sains de faire face au stress, dormir suffisamment et de qualité, après un régime modéré. et une routine d'exercice équilibrée et la pratique de bonnes habitudes d'hygiène.

Les remèdes naturels qui peuvent aider à prévenir et à traiter les troubles immunitaires courants, tels que le miel, le gingembre, le curcuma, l'ail, les probiotiques et les inhalateurs, et comment les utiliser correctement et de manière appropriée, et en conjonction avec des traitements conventionnels si nécessaire.

Le livre **"Comment renforcer naturellement le système immunitaire"** est un guide complet et informatif qui peut aider toute personne souhaitant améliorer sa santé immunitaire et prévenir ou traiter les troubles immunitaires courants, en suivant une approche naturelle et holistique basée sur la recherche scientifique et l'expérience clinique. Le livre est écrit dans un langage clair. et un langage facile à comprendre, et fournit des conseils, des exemples et des recettes pratiques et réalistes qui peuvent être facilement mis en œuvre et adaptés aux besoins et préférences individuels.

Vous venez de découvrir quelques stratégies naturelles pour renforcer votre système immunitaire, comme manger des aliments sains, dormir suffisamment, faire de l'exercice régulièrement et gérer le stress. Ces stratégies peuvent vous aider à prévenir ou à combattre les infections, les maladies et les affections. Mais savoir ne suffit pas. Vous devez agir et appliquer ces stratégies à votre vie quotidienne.

Voici quelques façons de commencer à mettre en œuvre ces stratégies naturelles dès aujourd'hui :

Mangez plus de fruits et de légumes. Ils sont riches en vitamines, minéraux, antioxydants et composés phytochimiques qui peuvent renforcer votre système immunitaire.

Essayez de manger chaque jour une variété de couleurs et de types de produits. Quelques exemples sont les agrumes, les baies, les légumes-feuilles, les carottes, le brocoli, l'ail et le gingembre.

Assurez-vous de dormir sept ou huit heures chaque nuit. Votre système immunitaire a besoin de dormir pour fonctionner correctement. Il aide votre corps à réparer et régénérer les cellules, à produire des anticorps et à combattre l'inflammation. Le manque de sommeil peut altérer votre réponse immunitaire et vous rendre plus vulnérable aux infections.

Faites de l'exercice modérément pendant au moins 30 minutes par jour, cinq jours par semaine. L'exercice peut améliorer votre circulation sanguine, réduire le stress et renforcer vos muscles et vos os. Il peut également stimuler votre système immunitaire en augmentant l'activité des cellules tueuses naturelles et des macrophages, qui peuvent détruire les agents pathogènes et les cellules infectées.

Gérez votre niveau de stress. Le stress peut affaiblir votre système immunitaire en libérant des hormones telles que le cortisol et l'adrénaline, qui peuvent supprimer vos cellules immunitaires et augmenter l'inflammation. Le stress chronique peut également affecter votre humeur, votre sommeil, votre appétit et votre santé mentale.

Pour faire face au stress, vous pouvez essayer des techniques de relaxation telles que la méditation, le yoga, des exercices de respiration ou des passe-temps que vous aimez.

En suivant ces stratégies naturelles, vous pouvez renforcer votre système immunitaire et protéger votre santé. Vous pouvez également bénéficier d'autres résultats positifs, tels qu'une amélioration de l'énergie, de l'humeur et du bien-être. N'attendez plus. Commencez à agir dès aujourd'hui et constatez la différence par vous-même. Tu n'as rien à perdre et tout à gagner. Votre système immunitaire vous en sera reconnaissant.

Une liste de ressources et de références supplémentaires pour des lectures et un apprentissage ultérieurs

Un plan d'action de style de vie pour renforcer les défenses de votre corps par le Dr J. K. Evans. Ce livre fournit des conseils pratiques et des astuces sur la façon d'améliorer votre immunité grâce à un régime alimentaire, des suppléments, de l'exercice et la gestion du stress. Vous pouvez le trouver sur [Amazon] ou [Goodreads].

Merci d'avoir acheté ce livre et de l'avoir lu jusqu'à la fin. J'espère que vous l'avez apprécié et que vous en avez appris quelque chose de précieux. J'apprécie votre intérêt et votre soutien pour ce sujet.

Si vous avez aimé ce livre, pensez à laisser une critique positive sur [Amazon] ou [Goodreads]. Vos commentaires sont très importants pour moi et pour les autres lecteurs potentiels. Cela m'aidera à améliorer mon écriture et à toucher davantage de personnes pouvant bénéficier de ce livre.

Pour laisser un avis, vous pouvez suivre ces étapes :

Accédez à la page [Amazon] ou [Goodreads] de ce livre. Sélectionnez le bouton « Rédiger un avis » ou « Rédiger un avis client ».

Évaluez le livre de une à cinq étoiles et écrivez un bref commentaire sur ce que vous avez aimé ou n'avez pas aimé dans le livre.

Soumettez votre avis et partagez-le avec vos amis et votre famille.

Merci pour votre temps et votre générosité. J'espère que vous passerez une merveilleuse journée et que vous resterez en bonne santé et heureux !